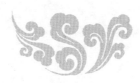

（第2版）

维新医集

——仝小林中医新论

主　编　仝小林

副主编　沈仕伟　刘文科　郑玉娇　周毅德

上海科学技术出版社

图书在版编目（CIP）数据

维新医集：仝小林中医新论 / 仝小林主编. — 2版
. — 上海：上海科学技术出版社，2020.4（2024.9重印）
ISBN 978-7-5478-4780-0

Ⅰ. ① 维⋯ Ⅱ. ① 仝⋯ Ⅲ. ① 中医临床－经验－中国－现
代 Ⅳ.① R249.7

中国版本图书馆CIP数据核字（2020）第031189号

维新医集——仝小林中医新论（第2版）

主　编　仝小林
副主编　沈仕伟　刘文科　郑玉娇　周毅德

上海世纪出版（集团）有限公司
上海科学技术出版社　　出版、发行

（上海市闵行区号景路159弄 A座 9F–10F）
邮政编码 201101　www.sstp.cn
常熟市华顺印刷有限公司印刷
开本 787×1092　1/16　印张 17
字数 200千字
2015年11月第1版
2020年4月第2版　2024年9月第10次印刷
ISBN 978-7-5478-4780-0 / R·2013
定价：48.00元

本书主要为仝小林教授临床学术思想之集成，内容涉及仝教授在中医理论创新、疾病辨治心法、方药用量心得、临床医案，以及治病策略、养生保健等多方面内容。其中内科心法是主要内容，通过对各个疾病从辨治心法、用方用药、医案举例等角度的论述，使读者能掌握仝教授在内科杂病上有别于传统认识的理论与经验。

相较第 1 版，本书在中医理论、疾病辨治、方药用量、临床医案等各方面都有补充和扩展，尤其是增加了"新型冠状病毒肺炎"中医辨治篇章，更具参考价值。

本书可供中医临床工作者、中医院校学生以及中医爱好者参考阅读。

内容提要

编委会名单

主编

仝小林

副主编

沈仕伟　刘文科　郑玉娇　周毅德

编委

（按姓氏拼音排序）

李青伟　刘文科　沈仕伟

仝小林　杨映映　于晓彤

张　培　郑玉娇　周毅德

周序

医学是人类认识生命、探究疾病，且以一定的方法治疗疾病的学科。其随人类社会而出现，亦随人类社会之发展而发展。中医学是世界医学体系的分枝，是诞生于华夏大地的医学体系，是我国先民认识生命和研究疾病的智慧结晶。

中国文化历来不是守旧之文化，如《诗经》中言道："周虽旧邦，其命维新。"中国文化永远是在"守正"的基础上不断汲取其他文化体系中的先进产物，且秉持"和合"精神将其融于自身，所谓"古为今用，洋为中用"。孔夫子在《论语》中亦言道："君子和而不同""择其善者而从之"。纵观我国五千年的历史长河，中医学更是客观实践地反应了"守正"和"维新"。如东汉末年，伤寒肆虐，仲景秉先学而著《伤寒》；金元时期，天时转温，温邪猖狂，河间审时而倡火热致病；东垣生逢乱世，民多饥饱失宜而脾胃内伤，故倡补虚升阳之法；丹溪久居江浙富庶之地，所遇多为高粱富贵之人，故倡养阴祛痰之说。可见历代名医，皆守中医核心思想之正，同时结合时代背景而创理法方药之新。时至今日，人类社会发展到了前所未有的局面，现代科学技术彻底改变了人们的生活方式，现代医学更是对人体有了更加系统和微观的认知。这亦是人类智慧的产物，中医人应秉持先辈们"择其善者而从之"的精神，及时将现代医学中的先进产物融于自身，取长补短，逐步建立符合这个时代的中医学理法方药体系。

在这样的时代背景下，民众的生活方式、思维方式、饮食结构等发生了巨大变化。自然而然，民众的疾病谱也发生了翻天覆地之变化，代谢性疾病、免疫性疾病、癌症、心理性疾病等疑难杂症层出不穷。这就使得任何一个朝代所盛行的理法方药体系都难以直面现代社会的疾病谱。仝小林先生是余早年之博士，其为人也，博学笃志，心胸宽阔。时至今朝，小林先生已荣膺院士称号，余亦品味到了孟子所言之人生幸事——得天下英才而教之。正是由于小林先生扎实的中医功底和开阔的思想情怀，其方能秉持"守正创新"之精神，在中医核心思想的指导下，不断融会现代医学的研究成果，初步构建了符合现代社会的中医学理法方药量体系。另外，小林先生在此基础上，还结合自己丰富的临床经验，著成《维新医集》，该书一经面世，备受读者喜爱。如今再版，问序于余，不胜欣慰！展读之余，吾不由慨然叹其才秀，直言后生可畏！故乐为之序。

首届国医大师　周仲瑛

2019 年 12 月 25 日

李杜诗篇万人传，至今已觉不新鲜。

江山代有才人出，各领风骚数百年。

中医学源远流长，昔岐黄神农，医之源始，汉仲景华佗，医之圣贤。每当我拿出古籍来看，总免不了感慨沧海桑田，中医药在时过境迁中却总能历久弥坚、历久弥新，之所以具有如此顽强的生命力，不仅在于其得承中华文明血脉之濡养，更在于它饱经风霜却从未停下创新的步伐。先贤作《内经》而有医，神农尝百草而有药，伊尹调汤液而有方，仲景论伤寒而有治；先贤之后，唐宋金元，百花齐放；明清之际，温病初起；民国西学东渐，又有衷中参西。

中华人民共和国成立以来，在党和国家领导人的关怀下，中医药茁壮成长。然而新时代背景下，古老的中医学遭遇了前所未有的挑战。人类疾病谱快速变化，西医学已成为世界主流医学，患者诉求也发生了深刻转变，可以看到在日新月异的时代浪潮中，对中医的质疑声纷至沓来。面对挑战，我的爱徒仝小林常说，"周虽旧邦，其命维新"，唯有变则通、变则活。中医学在每个时代都有它独特的历史使命与发展轨迹，当今科技创新的浪潮也为中医学的发展带来极为重要的机会，中医人应该敞开胸怀，抓住机遇，勤求博采，守正创新。

小林此书其名《维新》，读罢可知他讲的不是标新立异，更不是弃旧从新，而是唯效维新，一切从临床实际出发，一切以提高疗效为根基！字字斟酌，皆是心得；删繁就简，炳若观火；理法方药，更兼医论；一气呵成，体系分明；四焦八系，细分生理；内外妇儿，多有新说；证治机巧，面面俱到；中西结合，守正不挪；读之朗朗，拍手叫绝处常有，神识交会，心有灵犀处常得。小林无愧医之大家，新书著说，无有私藏，知无不言，言无不尽，以应师者传道授业解惑之宏愿。

中医药创新发展势不可挡，小林俊才，扛鼎之作，必为中医星星之火，燎原之日指日可待。有徒如此，幸甚至哉！是为序。

首届国医大师　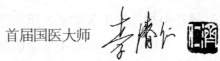

2019 年 12 月 28 日

再版说明

作为《维新医集》第2版，本书为仝小林教授治疗内科疾病经验之集成。书中内容主要来源于近年来仝小林教授及其团队的文章和系列理论成果，以及其平时向学生传授学术经验的相关文字材料。此次《维新医集》的再版，主要是对原有版本内容进行补充，同时对于部分学术内容进行相关调整和完善。

本书基于《维新医集》第1版的内容框架，添加仝小林教授近年来对于中医理论方面的思考与创新和在中医临床诊疗中新的经验，重点从中医思维、中医诊断与辨证、经方新用的宏观策略和思考，完善仝小林教授在中医临床之路上的宝贵经验和理论创新。

在中医理论创新方面，继续沿袭本书第1版中"医论"篇章的内容，添加一系列仝小林教授关于中医思维、中医诊断与辨证、经方新用的宏观策略和思考，以及对从医道路中的医魂、医德、医道和医术的求索等相关内容。

在疾病辨治心法方面，本书沿袭第1版中"中医内科辨治心法"篇章所列的框架，进一步从人之四焦、气血津液病、虚劳及老年病、内分泌及代谢病、自身免疫病、急重症、伏气温病与外引伏邪、妇科病和皮科病这几个部分扩充相关内容。其中，着重添加本书第1版中未曾讲述过的"脏腑风湿""新型冠状病毒肺炎（寒湿疫）"等相关疾病。

在方药用量心得方面，本书对第 1 版中"中医内科辨治心法"篇章所列的"方药总括"部分的方药进一步补充，添加了对黄芪、枸杞、乌头、吴茱萸、水蛭、黄药子、吉林人参等中药的解读和临床应用法则。同时，本书再版内容添加了仝小林教授的"霸药""霸方"的相关理论，为临床医家遣方用药提供了创新思路。

在临床医案方面，本书基于第 1 版中"中医内科辨治心法"篇章所列的各疾病，添加了近年来仝教授临床上所诊疗的各疑难杂症的医案，为该书系列理论指导临床提供了范例。

仝小林教授扎根临床，其临证疗效显著，对于内科杂病的诊疗经验常常不落俗套，总结的疾病辨治心法站位高、指导性强，对当今中医临床医生的临证诊疗具有非常高的参考价值。

编著者

2019 年 12 月

其命维新，与时俱进

我常常思考，为什么中国古代的科学技术，几乎全都被现代科学彻底取代，而仅仅成为科学史书的章节？唯有中医，在西医如此强大的今天，仍然有旺盛的生命力。其实很简单，是因为人体太复杂，许多疾病还没有完全搞清楚。特别是现代，对逐步成为疾病主体的慢病、老年病、多系统代谢性疾病、心理性疾病等，如何整体把控和治疗？西医学对此，从理论到实践，都显得准备不足。而系统思维，整体把握，顺势而为，外辅内调，在调适、调心、调身基础上的辨证施治，正是中医学的精髓。按照这套系统理论，确能有效治疗一些西医学棘手的疾病。这是中医学能够生存甚至发展壮大的唯一理由。

但是，按照辨证论治，真的能够完美地应对现代疾病吗？我们看一下当今的中医病房：检查、诊断是西医，套用一个中医证型；治疗的主要手段是西医，加入一剂中药。为何会如此？除了医疗体制、奖金分配等干扰因素而外，中医药对"指标"的针对性不明确，是其关键所在。患者来看高血压病，你不能降压；来看糖尿病，你不能降糖；来看血脂异常，你不能调脂；来看甲亢，你不能调平甲状腺功能的指标……不用西药行吗？所以，我常常为年轻的中医喊冤，何止是他们不行，试问：历史上什么时候行过？国家投了那么多钱，做了那么多研究，敢在客观指标上叫板的成果，能摆出几个？如果说年轻中医对辨证论治掌握得不够地道，那辨证论治纯熟的高年资中医又如何呢？这就给当代中医提出了非常严肃的问题：若离开西药的保驾护航，中医该如何发展？

吾曾为《黄帝内经》所记载小肠之形状、重量、长度，竟与现代解剖学记载相差不远而拍案叫绝，也曾为仲景对外感、内伤两个原创的诊疗模式而叹为观止。这说明什么呢？说明古代的中医，使用的是当时最先进的思辨和技术。两部经典，汲取了那个时代最高的科技和人文成就。但是，任何科学的结论，常常也只能是迈向真理进程中的一个标记，更新甚至推翻，是再正常不过的事了。古今环境之变化大矣！饮食、空气、心理、体质、气候、物候，哪样同古？既不相同，当今之病，必有与古不同之理，则今病之治，亦不必偏执古方。纵观医学之历史长河，疾病已经到了一个非常宽阔的地带。其辽阔之程度，古人无法想象。历史上，中医从来没有在西医疾病的框架中分型、分期、分证，从来没有研究过哪些药物能直接改善哪些"指标"。因此，这些都不是老问题，而是新问题。"周虽旧邦，其命维新"。孤鹰不褪羽，哪能得高飞；蛟龙不蜕皮，何以上青天。我们中医需要的是自我改变的勇气和再生的决心，我们要使中医重新回到能与多学科对话的舞台！敞开胸怀，迎接新时代的八面来风，打开疆界，汲取现代最新成果，在继承传统精华基础上，构建新的体系。这是时代赋予我们的使命。

《维新医集》，是我多年来对中医发展的一点思考，但愿能抛砖引玉，以启后学。至于谬论，姑妄听之，姑妄弃之可也。

最后，以小诗一首，聊表求索之心。

求　索

耳顺踉跄入岐黄[①]，

书山多岐[②]选经方。

敢问天门[③]有多远？

仲圣遥指无极乡[④]。

（注：① 耳顺踉跄入岐黄：今年是我的本历年，六十一甲子，耳顺之年，跌跌撞撞，才入中医之门。② 书山多岐：中医历史上门派林立。③ 天门：南天门，指中医的最高峰。④ 无极乡：学医，要达到无极太虚之境界，儒释道医融会贯通，要穷其一生，不断去悟。路漫漫其修远兮，吾将上下而求索。）

仝小林

乙未仲夏写于知行斋

上 篇

中医内科辨治心法

下　篇

医论

维 · 新 · 医 · 集

上篇

中医内科辨治心法

第一章

人之四焦

第一节 四焦

一、四焦总括

人有四焦，分别为顶焦、上焦、中焦、下焦。顶焦者，神系、髓系藏焉；上焦者，心系、肺系藏焉；中焦者，肝系、胃系藏焉；下焦者，溲系、衍系藏焉。顶焦以济为健（刚柔相济），上焦以畅为要（气血周流），中焦以衡为顺（升降出入），下焦以平为期（阴平阳秘）。故顶焦辨以刚柔，上焦辨以气血，中焦辨以升降，下焦辨以阴阳。

以表里观之，顶焦以脑海为里，上窍为表；髓海为里，肢躯为表；上焦则以心肺为里，管道（血管、气管）为表；中焦以肝胆脾胰为里，消化道为表；下焦以肾为里，阴窍（精道、尿道）为表。概而言之，病在里者缓图，病在表者速攻。

五官玄府为顶焦脑髓之窍，口鼻为上焦心肺之窍，口肛为中焦肝胃之窍，前阴为下焦溲精之窍。凡外感之病，必从窍起，故有初治手法之异。

二、四焦辨治心法

脑主神，髓主经；神喜缓，经喜柔。肺主气，心主血；气喜通，血喜畅。脾主化，胃主纳，脾喜升，胃喜降。肾主水，衍主精；水喜温，精喜充。神喜缓，经喜柔，故治顶焦无非调刚柔；气喜通，血喜畅，故治上焦无非调气血；脾喜升，胃喜降，故治中焦无非调升降；水喜温，精喜充，故治下焦无非调阴阳。水喜温，温则流畅滋润，过热则化气伤阴，过寒则水凝冰伏，故治水无非寒热；精喜充，充则力沛神足，性弱补以壮阳，过耗补以滋阴，故补精无非缓峻。

顺势疗法，必讲病势、病位。概而言之，顶焦窍、肢之病，宜用散法；上焦管、络（血管、气管）之病，宜用通法；中焦胃、肠之病，宜用升降之法；下焦阴窍之病，宜用利法。

上窍引经好麝香，川芎白芷立都梁[①]；四肢羌独桂枝膝[②]，上焦丹七与降香[③]。中焦引胃姜最胜，降气大黄走胃肠。精道橘核荔枝核，溲道草梢竹叶尝。

注：① 川芎白芷立都梁：都梁丸，即川芎、白芷。② 四肢羌独桂枝膝：羌独，羌活、独活；膝，牛膝。③ 上焦丹七与降香：丹七，丹参、三七。

三、人之四道

人有四道，曰气道、谷道、水道、血道。气道者，外与大气沟通，内与细胞交换，弥散周身，吐故纳新，主乎肺，关乎膝。谷道者，起于口，终于肛。摄入饮食，吸纳精华，供奉营养，排泄糟粕。血道者，如江河之纵横交错，灌溉周身，荣百骸，养脏腑。水道者，调节水量，排出废物。人身之精密如此。

四、人之四腔

人有四腔，即颅腔、胸腔、腹腔、盆腔。人有四焦，即顶焦、上焦、中焦、下焦。此两者一一对应，中西互通，于解剖始。其实清代王清任亦识此，虽未提出顶焦之名，但他创立的五逐瘀汤，可归纳为：顶焦，通窍活血汤（颅腔，神系），身痛逐瘀汤（髓系）；上焦，血府逐瘀汤（胸腔）；中焦，膈下逐瘀汤（腹腔）；下焦，少腹逐瘀汤（盆腔）。以通窍活血汤治顶焦脑窍之瘀血为病，以身痛逐瘀汤治顶焦髓肢之瘀血为病，以血府逐瘀汤治上焦胸腔之瘀血为病，以膈下逐瘀汤治中焦腹腔之瘀血为病，以少腹逐瘀汤治下焦盆腔之瘀血为病。用方药定病位之精准如此，阐病理、讲解剖之与现代接轨如此。

（四焦八系理论及临床价值，《中国中医基础医学杂志》；从四焦八系看王清任五活血汤，《中国中医药报》）

第二节　顶焦

一、顶焦辨治心法

顶焦神系与髓系[1]，刚柔辨证为总纲。神刚三黄躁狂煎[2]，神柔四逆散与汤[3]。刚痉葛根病经络[4]，瘫痿续命还五良[5]。

注：① 顶焦神系与髓系：神系，主司神智；髓系，主司运动。② 神刚三黄躁狂煎：神刚，躁狂之疾也。三黄躁狂煎，即全氏三黄躁狂煎，组成为天竺黄、生大黄、牛黄。③ 神柔四逆散与汤：神柔，神郁或

失神之疾，予四逆散或四逆汤。④ 刚痓葛根病经络：葛根，即葛根汤。
⑤ 瘫痿续命还五良：续命，即大小续命汤。还五，即补阳还五汤。

二、神系病

（一）神病

1. 辨治心法

（1）**神病辨识**：最难辨识属神病，常有不得不隐情①。真懂
编剧假作真，便知主诉莫轻信。患即不言根基处，医岂糊涂阐病
因②？神病外候狂躁郁，喜怒忧思悲恐惊。识得神病个中昧，独立
画像最贴真。心疗治本法独特③，药疗治标缓病情。刚柔辨证为总
纲，顽痰怪瘀补虚灵。狂躁郁烦心不静，安眠促睡自调停。

注：① 常有不得不隐情：即病情之有难言之隐。② 患即不言根基
处，医岂糊涂阐病因：患者若不明言病之缘由，为医者便难以阐明病因。
③ 心疗治本法独特：心病当用心药医，此为治本。

（2）**治神病当调气**：神病多与气相关，治神调气最尖端。喜
缓怒上忧思结，悲消恐下惊则乱。缓收上潜开郁结，消补下提乱
镇颁。敛气归源提补中①，四君补气潜镇肝②；开郁散结四逆散③，
镇惊天王补心丹④。七情不独伤某脏，岂可某情某脏专？从气调神
有抓手，气平然后可神安。

注：① 敛气归源提补中：气缓，当收敛，予敛气归源饮，组成为
炙黄芪、浮小麦、黑豆也；气下，当升提，予补中益气汤。② 四君补气
潜镇肝：气消，当补气，予四君子汤；气上，当沉潜，予镇肝熄风汤。
③ 开郁散结四逆散：气结，当开郁，予四逆散。④ 镇惊天王补心丹：
气乱，当镇惊，予天王补心丹。

2. 方药运用

（1）白金丸

【组成】白矾 30 g、郁金 30 g。

【用法】上方配成一料水丸，一次 10～15 粒，一日 1～2 次。

【主治】狂病、癫病、郁病或癔症性晕厥等。

【治疗要点】若伴有痰热扰神的表现，可合用黄连温胆汤或小陷胸汤；痰饮内停，可合用苓桂术甘汤。

注：方中白矾酸苦涌泄，"吐利风热之痰涎"（《本草纲目》），合郁金豁痰散结，为治癫狂痫病之良方。赵学敏《串雅内外编》摘录此方命之为"截癫"方，治疗"失心癫狂，其效如神"。早年笔者曾遇一女患者，癔症性晕厥数年，每周发作 1～2 次。某老中医按"气血不足"治疗 1 年多无效。半年后患者告知，此后她去山东，找了一个校医，只吃了 1 周小药粉完全治愈。笔者看其处方即为白金丸加味。据患者讲，找这位医生的，很多和她患的是同一种病，用的是同一个方，效果都很好。可知此方为辨病方。

附：白金丸治验

患者，男，65 岁，既往有精神分裂症病史 2 年。刻下：情绪低落、消极、轻生，伴背胀、背部紧痛，咳吐大量黄色黏痰，舌红苔黄腻，脉滑略数。诊断：郁病。证属痰热内蕴，予白金丸合小陷胸汤加味：白矾 30 g，郁金 30 g，清半夏 30 g，黄连 6 g，瓜蒌仁 15 g，茯苓 120 g，川桂枝 30 g，生白术 120 g，炙甘草 15 g，西洋参 6 g。服 6 剂后，患者情志舒畅，黏痰大减，背胀痛见轻。继服 7 剂，情绪正常，黏痰、背胀痛消失，后改丸剂服 1 月，至今未复发。

患者，男，48 岁。心前区疼痛数月，伴憋闷、压榨感、眩晕。查心电图及心肌酶谱均正常。予吸氧、硝酸甘油等治疗无效。诊断：癔症性心绞痛。初予枳实薤白桂枝汤等治疗未缓解。后思"百病多由痰作祟"，遂改白金丸合小陷胸汤：白矾、郁金、黄连、清半夏、瓜蒌仁各 30 g。服药 1 周，疼痛缓解，继服 1 周告愈。后随访，类心绞痛症状未再发作。

（2）仝氏癔症晕厥丸

【组成】枯矾 12 g、广郁金 48 g、天竺黄 24 g。

【服法】制成蜜丸，每丸 3 g。每次服 1 丸，每日 2 次。

【功效】豁痰开窍。

【主治】癔症性晕厥。

【辨证要点】① 突然晕倒，但绝对不会倒在危险的地方且神志清楚。② 定时发作，缠绵难愈。

【治疗要点】① 此为辨病之方，可结合辨证加用汤药，送服蜜丸。② 此方为白金丸加味方。

（3）仝氏三黄躁狂煎

【组成】天竺黄 30 g、生大黄 15 g、牛黄 0.3 g（分冲）。

【功效】通腑化痰，镇心安神。

【主治】顶焦神系之躁狂症。

【辨证要点】① 辨气分营分：舌暗红赤属营分；苔老黄、屎燥结属气分。② 辨病之新久：新病在经，久病入络。

【治疗要点】病在气加黄连、石膏，在营加赤芍、生地黄。病在经加朱砂安神丸，在络加白金丸。

附：神病治验 ....

厥证案： 患者，男，95 岁。突发晕倒 1 日。患者半月前曾晕倒 1 次，此次晕倒伴手脚冰冷、神志不清。头颅 CT 示：双侧小脑幕上脑室扩张，交通性脑积水；双侧基底节区多发腔隙性脑梗死；脑萎缩。既往有肾功能不全、贫血（血红蛋白 63 g/L）病史。诊断：厥证。辨证为阳气虚衰，治以回阳救逆。急服：制附子 30 g（先煎），肉桂 15 g（后下），生晒参 30 g，仙茅 30 g，淫羊藿 15 g，枸杞子 15 g，熟地黄 30 g，丹参 15 g，泽泻 15 g，茯苓 15 g，生大黄 6 g，水蛭粉 3 g（分冲），金樱子 15 g，芡实 15 g。服 3 剂则神清元复。

注：附子，如同阳光，驱散阴霾；人参，如同能量，大补元气；淫

羊藿，如同太阳，壮命门之火。三者是"壮阳三剑客"，故有救逆回阳之效。

痫证案：患者，男，20岁。癫痫反复发作数年，平素半年左右大发作1次，每2周内，连续2～3日，每日小发作2～3次。发作时口角肢体抽搐，面潮红。诊断：痫证。治以豁痰通窍，活血通络，予蜈蚣4条，全蝎、僵蚕、蝉蜕各9g，地龙、天龙各30g，天麻、天竺黄、石菖蒲各15g，清半夏、黄连、黄柏各30g，龙胆草15g，酒大黄6g，三七9g，生姜3片。治疗3个月，发作次数明显减少，发作持续时间缩短，症状减轻。定期复诊未见反复。

癔症性瘫痪案：1986年在苏北东海县农村，笔者曾治一个40多岁女性患者，双下肢瘫痪1年余，起因源于怒气。查其双下肢生理反射减弱，病理反射未引出，诊断为癔症性瘫痪。先暗示患者，放血特效，当时扎当时就能站起来，但疼痛难忍。遂用三棱针粗针，十宣放血，血滴答滴答往下淌。患者恐惧至极，遂一跃而起，病告愈。

癔症性气肿案：患者，女，84岁。2年前丈夫去世，遂郁郁寡欢，气郁胸口，全身高度肿胀绷亮但按之并不凹陷，瘫坐如泥，腹大如鼓，脊以代头，肌肉紧张抽搐。舌颤苔白厚，脉沉滑数结代。用利尿剂近半年，肿胀毫不消退，反而加重。故断为气肿，实属罕见。先用四七汤加减，肿大消，后从痰瘀郁虚调理肿消，家属搀扶可行走矣。

（二）不寐

1. 辨治心法　胃不和则卧不安，心不宁则睡不实。胃不和则卧不安者，黄连温胆汤加炒酸枣仁；心不宁则睡不实者，天王补心丹加交泰丸。若因劳心伤阴而寐不安，黄连阿胶汤加减用之。

醒后很累，当分心身。梦不断甚至噩梦连连，心累也；睡姿或悬空或较劲或僵持，身累也。心累者，调以清心化痰之属；身累者，调以疏筋解肌之类。

2. 方药运用

（1）**黄连温胆汤：**出自清代陆子贤之《六因条辨》，是治疗失眠（痰火扰心）之效方。由川黄连、竹茹、枳实、半夏、橘红、甘草、生姜、茯苓组成。此方运用要点：症见失眠心烦，辗转反侧，胃脘胀闷，舌苔黄厚腐腻，脉滑数。可将此方中茯苓改为茯神，加炒酸枣仁、夜交藤。

服法：晚饭后、睡前各服1次（因黄连刺激胃，睡前服药时，可先喝热牛奶1杯）。

（2）黄连阿胶汤：症见心烦、失眠便可运用，切勿被阴虚障眼。笔者用其治疗失眠，只要是过度劳心而引起，哪怕是肥胖痰湿体质，舌苔厚腻也照用。或曰："肥胖痰湿，阿胶滋哪里的阴？"答之曰："劳心，未有不伤脑之阴者，不然，心烦何来？"

运用时注意：① 服药时间：每剂药分2次服，晚饭后、睡前各1次。② 生鸡子黄搅冲，若有些患者难接受。可去鸡子黄，服前先喝半杯牛奶。③ 阿胶烊冲较麻烦，可用阿胶珠，共煎即可。④ 加炒酸枣仁、夜交藤，安眠效果大增。⑤ 更年期，可用煅龙骨、煅牡蛎敛汗，淫羊藿、山茱萸调整阴阳。

附：黄连阿胶汤治验 ....

患者，女，69岁。脑梗死后失眠1年，每晚睡3～4 h，伴心烦惊恐，疲劳，口疮，舌红少苔，舌底络脉瘀闭，脉沉弦细数。诊断：不寐。证属阴虚内热，热扰心神，治以养阴清热安神，予黄连阿胶汤加味：黄连9 g，黄芩30 g，阿胶珠12 g，鸡子黄1枚（搅冲），赤芍30 g，地龙30 g，炒酸枣仁30 g，五味子15 g。服药1个月后睡6～7 h，加减继服，睡眠正常，诸证亦除。

患者，男，60岁。焦虑失眠数十年，长期依赖咪达唑仑，伴心烦焦躁，头晕耳鸣，倦怠，食后肠鸣，须臾即腹空饥饿感，需用布袋勒住腹部，痛苦难耐。既往有糖尿病病史。舌暗红苔黄腻，脉沉细无力。辨证为脾虚胃滞，痰热扰心，治以健脾化痰，滋阴降火，予黄连阿胶汤合六君子，并加黄芪60 g治疗，10剂后焦虑失眠明显改善，腹空饥饿感消失。

患者，女，49岁。失眠数年，夜梦多，思虑过度，烘热盗汗。舌稍红少津，脉沉细。辨证为阴虚火旺，治以滋阴降火安神，予黄连阿胶汤加减。黄连3g，阿胶珠9g，黄芩15g，白芍15g，制首乌15g，当归9g，淫羊藿9g，炒酸枣仁30g，五味子9g。晚饭后、睡前各服1次。患者诉服药当晚就停了艾司唑仑片，连服20剂，睡眠明显改善，更年期症状消失。减量继服1个月，睡眠转为正常。

（3）仝氏交泰枣眠汤

【组成】川黄连6g、肉桂1g、炒酸枣仁30g。

【服法】1剂药分2次服，晚饭后服半剂，睡前服半剂。

【功效】交通心肾，引火下行，敛心安神。

【主治】心火亢盛之失眠症。

【辨证要点】心烦失眠，夜尿多，溲黄，舌红。

【治疗要点】盗汗加煅龙骨、煅牡蛎，肾水不足加生地黄，舌红少津加瓜蒌牡蛎散，失眠重加夜交藤、远志。

（4）酸枣仁：酸枣仁是治疗失眠之要药。仲景酸枣仁汤中，用酸枣仁2升，广安门医院药学部称量结果，大约是180g。笔者用酸枣仁，轻度失眠15～30g，中度失眠30～60g，重度失眠特别是伴有严重焦虑者60～180g，未见有明显副作用。安眠汤药，可嘱患者晚饭后服1次，睡前再服1次，白天不服。常配药为夜交藤、远志、五加皮、五味子等。

附：酸枣仁汤加味治疗重症失眠案

患者，男，47岁。失眠3年，加重1年。因工作压力大，经常熬夜，渐至睡眠不佳，每晚睡2～3h。入睡困难，易醒，目干涩，心悸，便干。辨证为肝血不足，虚热内扰，治以清热养血安神，予酸枣仁汤加减。炒酸枣仁90g，川芎30g，知母30g，茯神30g，五味子30g，炙甘草15g，水煎服，晚餐后、睡前各服1次。7剂药后，可睡眠4～5h。继服14剂，安睡，症状消失。

三、髓系病

（一）脑髓病

1. 辨治心法 固饮食，生气血，长肌肉，精汁之清者，化而为髓，由脊骨上行入脑，名曰脑髓。盛脑髓者，名曰髓海。王清任认为人的精神、思维活动与脑关系密切。小儿无记性者，脑髓未满；高年无记性者，脑髓渐空。

2. 方药运用

（1）地黄饮子：此方是重要的填补脑髓专方。笔者用其治疗脑萎缩，很有疗效。先汤后丸，宜治半年至一年以上。可配合龟鹿二仙胶（即人参、枸杞子、龟板胶、鹿角胶。歌云：人参枸杞和龟鹿，益寿延年实可珍），效力更好。

（2）仝氏通脊益髓丹：此方组成为鹿茸片 60 g，龟板胶 120 g，金毛狗脊、骨碎补、补骨脂、干地黄各 90 g，三七、肉桂各 60 g，黄芪 180 g，牛脊髓 120 g（焙干研粉）。上方一剂，制成水丸。每次 6 g，每日 3 次，兑 1 匙黄酒送服为佳。主治：脊髓空洞症、脊髓侧索硬化症、进行性肌营养不良、脊髓空泡变性、截瘫等。

（3）清燥汤：此方源自《脾胃论》，从清热燥湿立论，治湿热成痿（腰以下痿软，行走不正，或瘫软不能动，两足欹侧）。河南李发枝教授用其治疗空泡性脊髓病有效，很值得重视。

附：脑髓病验案

地黄饮子加减治疗帕金森病案： 患者，男，76 岁。2 型糖尿病 25 年，帕金森病 2 年。刻下：行走困难，下肢无力，步态拖拽，周身疼痛，言语不利，便黏努厕，大便 3 日一行，夜尿 3 次，牛肉舌，脉沉细涩。辨证为髓海不足，阴阳两虚，治以填补脑髓，阴阳双补，予地黄饮子加减。干地黄 60 g，山茱萸 15 g，麦冬 90 g，五味子 9 g，龟板胶 9 g，阿胶 9 g，肉苁蓉 30 g，肉桂 9 g，巴戟天 15 g，锁阳 30 g，当归 30 g，制首乌 30 g，怀牛膝 30 g，鸡血藤 30 g。每日 1 剂，1 个月后症减，加减继服 8 个月，诸症悉除。

注：① 疑难病，自古以来，为中医之强项。因为疑难，在微观不甚明，因观（病因之观）不太清的情况下，表观、宏观地把握和整体治疗，似乎成为最可期望的治疗手段。此病例属脑髓痿病，从阴阳双补角度出发，选用地黄饮子（原治疗喑痱），从督脉之脑髓痿弱考虑，加龟板胶、阿胶。故大其治，缓图之，而能起痿软之病。② 麦冬为何要大剂量使用？此案患者伤阴之象尽现，症不必悉具，但见一症便是，就是牛肉舌。然伤阴未有不伤津者，故先有生地黄 60 g，合龟板胶、阿胶滋补肝肾之阴，力不可谓不宏；后有麦冬独担甘寒养胃阴之责，故用量 90 g 之重。取叶天士咸寒滋肾阴、甘寒养胃阴之意。

肾上腺脑白质营养不良症案：患者，男，11 岁。肾上腺脑白质营养不良症，刻下症见：下肢痿软无力，双足疼痛且活动受限，自幼智力发育迟缓，近 1 年来曾出现 2 次抽搐，发作时牙关紧闭、口吐白沫，但瞬间即止，而后玩耍如常。舌红苔微黄腻，脉弦滑数。辨证为气虚湿热瘀阻，治以补气通络，清热化湿，予黄芪 90 g，茯苓 30 g，鸡血藤 30 g，首乌藤 30 g，全蝎 6 g，僵蚕 9 g，黄柏 15 g，苍术 15 g，怀牛膝 30 g，生薏苡仁 60 g。加减治疗 3 个月，下肢萎软疼痛等症状明显缓解。

注：肾上腺脑白质营养不良（Adrenoleukodystrophy，ALD）是 X 连锁隐性遗传病，以脑白质进行性脱髓鞘和肾上腺皮质功能减退为临床特征。半数以上的患者于儿童或青少年期起病，主要表现为进行性的精神运动障碍，视力及听力下降和（或）肾上腺皮质功能低下等。本病发病率低，尚无特效治疗方法，预后不良。

（二）痹、痿病

1. 辨治心法　痹痿均是髓系病，痹病为浅痿病深。三气杂至经络闭，皮肌脉筋骨痹成①。初病在经透微汗②，久病入络兼扶正。五体不已累五脏，仍以透邪最为赢。邪闭督脊成瘫痿，葛根乌茸壮督行③。

臂展则颈健，腰活则膝康。笔者治经络之病，喜用两个方子加减：颈臂葛根汤，腰膝三痹汤④，多获良效。

———————————

注：① 皮肌脉筋骨痹成：即皮痹、肌痹、脉痹、筋痹、骨痹。② 初病在经透微汗：初病在经，"发其汗，但微微似欲出汗者，风湿俱去也"（《金匮要略》）。③ 葛根乌茸壮督行：葛根，葛根汤；乌，乌头；茸，鹿茸。④ 三痹汤：组成为黄芪、续断、独活、秦艽、防风、细辛、当归、川芎、白芍、生地黄、人参、茯苓、甘草、杜仲、牛膝、桂心、生姜。即独活寄生汤去桑寄生，加黄芪、续断、生姜。治疗肝肾亏虚、气血不足之痹病。

2. 急性关节炎治要 "微微似欲出汗"，是治疗急性风湿性关节炎的关键手法，切莫汗出溱溱。笔者曾治一个农民，急性风湿性关节炎，关节红肿热痛，不能行走，无汗。予麻黄加术汤（生麻黄 100 g），嘱其盖被，吸管吸药，补水，始终保持周身微汗。结果一剂药尽，肿痛全消。"发其汗，但微微似欲出汗者，风湿俱去也"，诚如《金匮》所言。

3. 肩周炎 "五十肩"（肩周炎）形成的机制是气血不通。为什么？五十岁，气本已不足，肌肉松弛。加上侧睡，肩部受压，气血循环受阻；若不注意保暖，寒凝血滞，则导致肩周气血不通，不通则痛矣。笔者治疗此病，在桂枝、当归、鸡血藤、羌活、片姜黄等温阳活血祛风通络基础上，一定要加补气之黄芪，可以大大缩短疗程。

4. 方药运用

（1）九分散：此方为治痹良方，出自清代费山寿的《急救应验良方》。取马钱子 20 g（去皮、毛），麻黄 120 g（去节），乳香 120 g（去油），没药 120 g（去油）。上药各研，再合研极细末，瓷瓶收贮，勿令泄气。每服 1 g，每日 3 次，黄酒调下。功效为活血祛瘀止痛，用来治疗痹痛效佳。服后若觉心中不安、周身发麻，此是药力所为。

笔者治疗痛痹，无论其寒热，喜欢在原有辨证方基础上，加九分散，把它作为止痛药。一般用生麻黄6～9g，制乳香、制没药各6g，制马钱子粉0.6g（分冲）。因制乳香、制没药对胃有刺激，汤药宜饭后服。若痛剧，加川乌15～60g（先煎2个小时）及芍药甘草汤。

附：九分散验案

患者，女，25岁。强直性脊柱炎病史8年，刻下：腰骶、双髋关节剧痛，伴麻木、晨僵、肌肉酸痛，怕风汗多，夜多噩梦，平素易怒。苔厚腻，舌底络脉瘀滞，脉沉细弱。诊断：痹病。治以祛风散寒止痛，予生黄芪30g，川桂枝9g，白芍15g，鸡血藤30g，狗脊30g，炒杜仲30g，骨碎补30g，补骨脂30g，阿胶珠9g，龟板胶9g，鹿角胶9g，黄柏15g。另配九分散：生麻黄0.2g，制川乌0.3g，制乳香0.2g，制没药0.2g，制马钱子0.1g。上药合为1g，打散。汤剂送服九分散（每次1g，每日3次），服药2个月后，痛减80%，晨僵、麻木、怕风、汗出等症大减，以上方制水丸，继服巩固。

（2）芍药甘草汤：芍药甘草汤是缓急止痛之专方、效方。笔者用其配葛根、松节治疗肩凝症；配桂枝、鸡血藤治疗不宁腿综合征；配川乌、乳没治疗关节痛；配吴茱萸、黄芪治疗虚寒性胃痛（胃痉挛性剧痛）；配川楝子、青皮治疗胁肋胀痛。用量：治脏腑痛，白芍30～45g，甘草15g；治经络痛，白芍30～120g，甘草15～30g。

（3）仝氏益气通络汤

【组成】炙黄芪30g、川桂枝15g、鸡血藤30g。

【功效】益气温经活络。

【主治】肢体麻痹。

【辨证要点】疼痛、麻木、肢凉。

【治疗要点】疼痛、肢冷明显加制川乌；麻木明显加川芎。

（4）化瘀定痛散

【组成】制马钱子、生麻黄各3g，生大黄6g，三七、血竭、制乳香、制没药、苏木、梅片各9g。上药共研细粉。

【服法】据瘀血和疼痛程度，每次服1～2g，每日1～2次，黄酒或温水送服。

【主治】各种外伤、内伤引起的瘀血疼痛或痹病疼痛。另据辨证，可配以相应汤药。

（5）藤药应用心法：藤者，枝蔓也，为经络之药。经络受寒，温经通络，鸡血藤、首乌藤之属；经络郁热，凉经散络，忍冬藤、络石藤之属；关节风湿，红肿热痛，雷公藤、天仙藤之属（配生甘草可减肝毒）。凡经络关节之不通，宜用麻黄、桂枝；疼痛，宜用乌头；气虚宜用黄芪。虚实寒热配伍，全在加减变通。

附：痹病医案

葛根汤加味治疗斜颈案：患者，女，57岁。痉挛性斜颈2年。颈部左斜，几近贴肩，上仰不能，右转疼痛较剧，肩背僵硬，肢麻无力。苔厚，舌底络脉瘀滞，脉尺弱。辨证为气虚血瘀，经络不舒，治以温经活血，解肌通络，予葛根汤合乌头汤加减：葛根60g，生麻黄15g，川桂枝30g，白芍45g，炙甘草15g，鸡血藤30g，首乌藤30g，松节30g，炒杜仲30g，桑寄生30g，独活30g，羌活15g，姜黄15g，黄芪45g，川乌30g（先煎2h），生姜5大片。药后啜热粥覆被令微微汗出。14剂症大减，改川乌为60g，服1个月愈。

桂枝加附子汤加味治疗未分化结缔组织病案：患者，女，30岁。双肘、膝关节冷痛数年，受凉加重，肌肉酸楚，伴恶寒怕风，乏力自汗，稍活动后加重，面白体瘦。补体C3：68.1g/L↓，C4：11.0g/L↓。外院诊断为：未分化结缔组织病。舌淡，边有齿痕，苔薄白，脉虚数。辨证为营卫不和，阳气不足，治以调和营卫，补益阳气，予桂枝加附子汤加味。川桂枝 30 g，白芍 30 g，炙甘草 15 g，生姜 3 片，大枣 5 枚，黑附子 30 g（先煎），葛根 60 g，黄芪 60 g，鸡血藤 30 g，当归 15 g，防风 12 g。此方加减服用 3 个月，关节疼痛、自汗恶风等症基本缓解。

（三）中风

1. 辨治心法 中风先分阴阳病，阴病续命[①]芪地龙[②]。阳病通腑化痰瘀，承气[③]抵当[④]合三生[⑤]。脉来洪大水量多，肥痰湿浊小续命。脉压差大弦细数，滋阴潜阳镇肝风[⑥]。通窍麝香与三宝[⑦]，脑热脑水属安宫。闭证稀涎[⑧]三圣散[⑨]，脱证参附萸肉[⑩]封。实相一除虚相显，补阳还五起神功。倘若急性脑出血，止不留瘀蒲三通[⑪]。头针强刺起肢废，体针瘫哑宜早行。

注：① 续命：即为小续命汤，组成为麻黄、杏仁、桂心、芍药、人参、甘草、川芎、防风、防己、黄芩、附子、生姜。② 芪地龙：黄芪、地龙，黄芪大补元气以行血，地龙活血通络以除痹，两者相伍，取补阳还五汤之意也。③ 承气：即桃核承气汤。④ 抵当：即抵当汤。⑤ 三生：三生饮，组成为天南星、木香、川乌、附子。⑥ 镇肝风：即镇肝熄风汤。⑦ 三宝：即安宫牛黄丸、紫雪、至宝丹。⑧ 稀涎：即急救稀涎散，组成为猪牙皂角、白矾。⑨ 三圣散：组成为防风、瓜蒂、藜芦。⑩ 参附萸肉：即参附汤、山茱萸。⑪ 蒲三通：蒲黄、三七，化瘀止血。

2. 方药运用

（1）大、小续命汤：大小续命汤，此六经中风之通剂也，是治疗顶焦脑系的重要方剂。老年动脉硬化，由冬寒而诱发中风者，尤为适宜。有方歌曰：小续命汤桂附芎，麻黄参芍杏防风，黄芩防己生姜草，风中诸证此方统。除去防己附芩芍，生姜改做干姜充，再加当归与石膏，风痱肢废有殊功。

注：小续命汤，对老年人的虚人中风很有效。经络气虚，稍一感寒，

则血涩流缓，极易引发中风。如果发病早期，亦无痰热腑实，则直用温通补气疏络可也，但需加黄芪、地龙。

（2）起颓汤：起颓补气主黄芪，桂枝温经陈三七，天麻川芎鸡血藤，地蝎水蛭通络瘀。

起颓汤组成：黄芪 30～120 g，川桂枝 9 g，陈皮 9 g，三七 6 g，天麻 9 g，川芎 30 g，鸡血藤 30 g，地龙粉、全蝎粉、水蛭粉各 1 g（分冲）。主治：中风后遗症期，运动、感觉、言语、共济、认知障碍。患肢瘫软无力，肌肉萎缩之气虚络瘀证。

（3）黄芪：黄芪为补气之大药也。生则走表水（走表利水），炙则走脏亏；中（30～60 g）则补脏陷，大（120～240 g）则起经陷（所谓"半身无气"）。

临床中，笔者把它当作补经络之气药。中风中经络者，大剂量用之，有起颓之效。中风中脏腑之脱证，则非人参、附子、山茱萸不可挽狂澜于既倒也。

附：补中益气汤治疗中风后发热验案

患者，女，59 岁。患者脑出血后遗症 6 个月，体温始终波动在 37.5～39.5℃，多种中西药及抗感染治疗后，体温均不下降。症见左半身偏瘫，汗出溱溱。舌红苔少不干，脉小滑数，重按无力。辨证为气虚发热，治以甘温除热，予补中益气汤加减。黄芪 30 g，太子参 12 g，当归 12 g，白术 30 g，陈皮 9 g，升麻 3 g，柴胡 9 g，桂枝 9 g，白芍 30 g，炙甘草 6 g，生姜 3 片，大枣 5 枚。7 剂后体温逐渐下降，继服 7 剂体温复常。

（四）头痛

方药运用

（1）仝氏头风散

【组成】蝉蜕、僵蚕各 15 g，片姜黄、制川乌各 45 g，川芎 90 g，香附、当归、全蝎、天麻、胆南星各 30 g。上药一料，为一月量，打成细粉，混匀装瓶收好。

【服法】早晚空腹各服 6 g，蜜调冲服（少兑黄酒送服更佳），药后立即进餐。

【主治】血管神经性头痛。

【治疗要点】头痛欲裂者加枯矾、郁金、乳香、没药各 30 g。

（2）仝氏解肌通督汤

【组成】葛根 30 g、川芎 15 g、天麻 9 g。

【功效】解肌通督活（脑）络。

【主治】神经性头痛（包括紧张性、功能性及血管神经性头痛）。

【辨证要点】女性多见，或劳累，或缺氧环境，或血压升高，或紧张，或生气后头痛易作。

【治疗要点】颈肩僵硬加松节、白芍；头窜痛加全蝎、僵蚕；血压高加钩藤；头闷痛加石菖蒲。

（3）天麻：此药为治疗神经性头痛之要药。笔者常用其与川芎、全蝎配伍，研粉冲服。后头痛加羌活、蔓荆子；前额痛加葛根、白芷；侧头痛加柴胡、黄芩；巅顶痛加吴茱萸、藁本；肝阳上亢之高血压加钩藤、生石决明、菊花；顽固性剧烈头痛，加白金丸（白矾、郁金，消痰散结）、蜈龙丹（自拟方：蜈蚣、地龙，解痉通络）、九分散（温经止痛，见痹病）。

（五）脑肠同治

"脑肠同治"，指通过通腑排浊以理气活血，即肠胃通则气血活，用来治疗脑部疾病。在治疗帕金森病、阿尔茨海默病以及脱髓鞘疾病时，通常要"调脾胃""通腑排浊"，这里面就蕴含有

"脑肠同治"的思想。

附：顶焦验案

产后偏头痛案：患者，女，38 岁。产后左侧偏头痛反复发作 12 年。经行头痛、腹痛，甚则伴恶心呕吐，便黏臭不爽，反复口腔溃疡，五心烦热，腰痛，足冷，心下痞满，多梦易醒，舌红苔薄黄，脉略弦数。治以桂枝、茯苓、桃仁、赤芍、莪术、天麻、黄芩、黄连、生姜各 15 g，全蝎粉、僵蚕粉、蝉蜕粉各 1.5 g（分冲），三七 9 g，葛根 30 g，大枣 5 枚。加减治疗 4 个月，头痛几无发作，余证亦消，继服 1 个月巩固。

重用细辛治疗顽固性头痛案：患者，女，40 岁。反复头痛 20 年。近数月来头痛每日发作，伴畏寒、眠差、经期前后乳房胀痛，舌暗，脉沉细弱，头颅 CT 未见异常。辨证为经脉虚寒，瘀血阻络。治以祛瘀散寒，通窍止痛。予桂枝加葛根汤合大剂量细辛加减治疗：桂枝 30 g，白芍 30 g，炙甘草 15 g，生姜 3 大片，葛根 30 g，制川草乌各 15 g（先煎），细辛 30 g，当归 15 g，莪术 9 g，桃仁 9 g，炒酸枣仁 60 g，五味子 9 g。服 7 剂后，头痛消失，但睡眠仍差，炒酸枣仁加至 90 g 继服，服完诸症改善，头痛未作。

车祸后头痛、脑鸣案：患者，女，53 岁。车祸后头痛、脑鸣 1 个月。刻下：阵发性头痛，脑鸣如蝉，昼夜不休，伴颈肌疼痛，胸闷气短，乏力寐差，二便调，舌红苔黄腻，脉沉弦数。既往有高血压病史 1 年。辨证为瘀血阻络，治以活血解肌通络，予川芎 30 g，桃仁 9 g，三七 15 g，血竭 1.5 g（分冲），酒大黄 3 g，炒酸枣仁 45 g，葛根 60 g，松节 30 g。上方服 14 剂，头痛消失，脑鸣减轻 50%。加减继服 14 剂后，脑鸣减轻 80%，寐差好转 90%。

晕动症案：患者，女，34 岁。既往有晕动症病史。每于乘车 1 h 左右，即出现头空痛，眩晕，恶心呕吐，四末发凉，卧床 2 日方可缓解，然遗留乏力、头晕等症。服抗晕动药未效。平素畏寒甚，舌淡胖嫩齿痕，苔薄润，脉沉迟无力。辨证为脾胃虚寒，痰饮内停。治以温中散寒，化痰止眩。予附子理中汤合小半夏加茯苓汤加减：黑附子 15 g（先煎），党参 12 g，白术 9 g，干姜 6 g，炙甘草 6 g，生姜 9 g，半夏 9 g，茯苓 30 g。2 剂后自觉精神大振，四末转温，又服 5 剂告愈。

桂枝加葛根汤合麝香治疗突发性耳聋案：患者，男，13 岁。突发耳聋，诊断为"急性神经性耳聋"，予静滴神经节苷脂 4 日后，视力下降，胸前出现红色丘疹，遂停药。刻下：额头两侧自觉发紧，有压迫感，视物不清，乏力，汗多。舌胖大齿痕，苔腻。辨证为脾虚湿滞，耳窍闭塞，治以健脾化湿，解肌通窍，予桂枝加葛根汤合麝香加减：葛根 120 g，川桂枝 15 g，白芍 30 g，炙甘草 15 g，石菖蒲 15 g，白鲜皮 30 g，生姜 3 片，麝香 0.2 g（分冲）。服上方 14 剂，听力学检查显示明显改善，声反射阈下降，听力好转。

注：麝香为窍药之最，非但神窍，亦善开诸脑窍。故窍之大病，非此不能开也。

第三节 上焦

一、上焦辨治心法

上焦心系与肺系，气血辨证为总纲。开胸顺气血府逐[①]，丹参饮里气血方[②]。气虚四君血四物，心肺衰竭参附姜[③]。

注：① 开胸顺气血府逐：血府逐，即血府逐瘀汤，开胸顺气活血。② 丹参饮里气血方：丹参饮，即丹参、檀香、砂仁，为行气活血方。③ 心肺衰竭参附姜：参附姜，即人参、附子、干姜。

二、肺系

（一）外感总括

1. 外感四焦辨治心法 顶焦督病起太阳，表虚桂枝实麻黄[①]。上焦鼻咽连肺卫，银翘桑菊桔甘汤[②]。中焦藿香正气散，解表和中理胃肠。下焦初感八正散，肾虚湿热清补良。

注：① 表虚桂枝实麻黄：太阳风寒表虚证，予桂枝汤；太阳风寒

表实证，予麻黄汤。②银翘桑菊桔甘汤：银翘散、桑菊饮、桔梗汤（桔梗、甘草）。

2. 外感病从黏膜辨治　西医把感冒分为普通感冒和流行性感冒。中医分伤寒、伤风、伤湿等，笔者把外感病位统归于四种黏膜，即皮肤黏膜、呼吸道黏膜、消化道黏膜、泌尿系黏膜。无论其发病初起，恶寒发热孰轻孰重，辨别在哪个黏膜部位至关重要。无流行性、传染性就叫外感；有流行性、传染性就叫瘟疫。具体来讲，皮肤黏膜多伤寒（风寒），代表方是麻黄汤、桂枝汤；呼吸道黏膜多伤热（风热），代表方为银翘散、桑菊饮；消化道黏膜多伤湿（暑湿），代表方为藿香正气散；泌尿系黏膜多伤浊（浊毒），代表方为八正散。只有按黏膜分类，才不至于被恶寒轻重、发热高低这些表象所迷惑，而且治疗准确有效，辨证简便易行。

黏膜环境变化易感外邪论：汗道（皮肤黏膜）喜温，寒则战栗，太阳起病；气道（呼吸道黏膜）喜润，燥则为殃，气分病矣；谷道（消化道黏膜）喜净，天地氤氲，湿滞中焦；水道（泌尿系黏膜）喜阴（凉），火则为病，下焦湿热。

3. 外感透邪手法　外感窍病，深入脏腑，遂成顽疾，仍宜透邪。见脏治脏，非求本之治。因外感，常常是某些脏腑病之源头。如果对外感之辨证体系不熟悉，或对外感如何导致脏腑病以及如何诱发和加重脏腑病不清楚，治疗上就会被动挨打，挨打了还找不出门道。

（二）感冒

1. 辨治心法

（1）感冒三字经：膀麻桂[①]，卫银桑[②]；肠苏连，胃藿香[③]。同为表，合见常；单选一，杂合方。拘寒热，立围墙；理不明，寒温僵④。效即理，重临床；杂合治⑤，勿惶惶。

注：① 膀麻桂：膀，足太阳膀胱经。外感太阳起病，麻黄汤或桂枝汤。② 卫银桑：肺卫起病，银翘散或桑菊饮。③ 肠苏连，胃藿香：肠胃起病，苏连饮或藿香正气散。④ 寒温僵：即寒温对立。⑤ 杂合治：感冒，常见太阳兼卫分或肠胃合病，治疗当用合方。

（2）外感合病：感冒起病，大致有三，曰太阳，曰卫分，曰肠胃。其辨治要点：除恶寒发热外，太阳则头痛、身痛、关节疼痛；卫分则或见咽痛，或见咳喘；肠胃则或见呕恶，或见泄泻。太阳者麻黄桂枝，卫分者银翘桑菊，肠胃者藿香正气。故初起定位最为关键。今之感冒，合病常见，太阳兼卫分或肠胃，或俱见，治又当合病合方。笔者常在葛根汤基础上加金银花、连翘、藿香，多管齐下效佳。

（3）凉饮治风热感冒：风热感冒的直接原因，是呼吸道黏膜干燥。在疲劳状态下，短时间内大量抽烟、热风空调，是发病的直接诱因。凉饮小口不断补充水分，是有效之法。所谓感冒需多喝水，最适合于风热感冒。至于风寒感冒、暑湿感冒（胃肠型感冒），多喝水不是必需的，除非高热和大量出汗。

2. 方药运用

（1）透表退热汤

【组成】葛根30 g、麻黄15～30 g、桂枝15～30 g、白芍15 g、生甘草9 g、杏仁9 g、石膏30 g、金银花30 g、芦根30 g、蝉蜕6 g、僵蚕6 g、生大黄3 g、生姜9大片、红枣3枚。

【方歌】外感发热邪未尽，膀胱卫分合见病，葛根升降透外邪，银翘加味服后宁。

【主治】外感发热。常见太阳伤寒证与卫分证合病，症见恶寒发热，或高热，无汗，周身骨节酸痛，咽干痛或干咳少痰、口干，舌边尖红苔薄黄，脉浮数等。若用之得当，退热速也。

【使用要点】① 此方需分多次服用，1剂药可分4~6次服，每3~4 h服1次。剂量较大是为缩短疗程，多次服用是为保证安全。② 遵循中病即减原则，热退后未复升，药物当减量使用。③ 平素睡眠不佳者，药物不宜服太晚，恐影响睡眠，麻黄发阳之故。④ 平素体虚多汗或有窦性心动过速病史，麻黄当减量。

（2）三表汤

【组成】葛根45 g、生麻黄9 g、川桂枝15 g、羌活15 g、金银花30 g、桔梗15 g、生甘草15 g、藿香9 g。

【主治】感冒初起，头痛身痛，骨节疼痛，恶寒无汗，咽喉痛，轻咳，胃肠不适。即风寒、风热、胃肠感冒三表合一。

【治疗要点】高热加生石膏、芦根；咳重加前胡、百部；扁桃体化脓加野菊花、紫花地丁；恶心食欲不振加佩兰、生姜。

（3）麻黄、石膏：都说石膏属寒凉，风寒总是配麻黄。麻黄前脚发出汗，石膏接力汗始长。腠理郁闭成高热，热散反觉石膏凉。辛凉辛热从"用"定，莫以"用"寒说"体"凉。

另作诗曰：麻黄治病分急缓，急雄缓雌权衡间。量大四到六次服，一日之内匀服完。汗出溱溱效最佳，石膏生用久汗涟。慢病起颓升清用，小量激发保安全。

注：生麻黄，发汗速。欲使汗出透，需加石膏。石膏凉而不寒，发汗缓，但持久，与麻黄互补。所谓真懂石膏者，断不会以其为大寒而畏之，汗出脉静身凉，知其为发汗圣药。笔者治流行性出血热、SARS、重症流感、急性风湿热等，生麻黄常用15~30 g，石膏30~120 g，分4~6次服。既可保证安全性，又可保持较高血药浓度，中病即减。

（4）外用熏鼻方——感冒熏鼻香药

【组成】藿香、香白芷、紫苏各6 g。

【服法】将药研粉，放入杯中，用热水冲开，趁热熏鼻。

【功效】芳香通窍，散寒解表。

【主治】风寒感冒初起，头痛、鼻塞、微咳、咽喉不适或胃肠不适。亦可作为易感综合征患者的预防用药。

【治疗要点】感冒之预防和初起可用香熏，感冒较重者熏后可将药汁服下。

附：外感合病治验

患者，女，15 岁，初三学生。恶寒发热 1 日，测体温 38.3℃，无汗，肌肉酸痛，咽痛，扁桃腺肿大，微恶心。舌稍红，苔白，脉浮紧数。辨证为太阳、卫分、肠胃同病。治以解表散寒，清热利咽，化湿和胃。予麻杏石甘汤合三表汤加减：生麻黄 6 g，杏仁 15 g，生石膏 30 g（先煎），羌活 15 g，金银花 30 g，连翘 30 g，野菊花 30 g，马勃 15 g，锦灯笼 15 g，藿香 9 g，荆芥 15 g（后下），生姜 3 片。服 2 剂，病愈。

（三）过敏性鼻炎

1. 辨治心法　过敏性鼻炎，当分清涕、浊涕。清涕，治以麻黄附子细辛汤；浊涕，治以凉膈散。可再加辛夷、川芎等通窍之药。

2. 方药运用

全氏通窍鼻炎汤

【组成】辛夷 6 g、鹅不食草 15 g、苍耳子 9 g。

【功效】通鼻窍。

【主治】慢性鼻炎。

【辨证要点】① 辨涕之脓清。② 辨有无过敏。

【治疗要点】① 脓涕合凉膈散，清涕合麻黄附子细心汤，过敏加过敏煎，头痛合都梁丸。② 季节倾向明显者，在季节来临之前，预防性服用，效佳。③ 对冷空气敏感者，晨起以冷水吸鼻。

（四）哮喘

1. 辨治心法　越是伏痰，越是劲哮；伏邪越久，越是缠绵。伏痰一动，哮喘形将安附？新感引发，正是除邪时机。

沉年固哮，伏痰伏邪为其根基。伏痰老炼，益气健脾化痰之六君子基础上，需动痰引痰温痰，伏痰方出。动痰止痉散[①]，引痰葶苈苏子，温痰桂枝干姜。伏邪固深，需透邪外出，方能断除病根，三痹汤[②]逐伏邪最为给力。至于平喘止喘，皆应急之法，急性发作期可用，但仅此断难祛根。

注：① 止痉散：即全蝎1.5 g、蜈蚣1.5 g，研末，温开水送服。② 三痹汤：即独活寄生汤去桑寄生，加黄芪、续断、生姜。

2. 方药运用

射干麻黄汤：此方是治疗咳嗽变异性哮喘的效方。咳嗽变异性哮喘，是一种特殊类型的哮喘，以咳而不喘为其特点，持续时间较长，按咳嗽或抗菌治疗无效。笔者治疗此病，常在射干麻黄汤基础上，加葶苈子30 g、苏子9 g。其中，炙麻黄6～9 g，五味子9～15 g，炙紫菀、炙款冬花各30 g。一般3剂左右咳大减，1周左右治愈。

（五）劲咳、郁咳

1. 辨治要点　劲咳，可见发热或不发热，气急而咳，夜甚，咯吐黄白黏痰，舌尖红赤，成人苔白厚，儿童苔薄白或薄黄，脉多为滑数，如近来阴霾气候所致老幼成人之咳嗽便是劲咳。病在咽喉和主支气管，治以前百苏苈汤。

郁咳，即心因性咳嗽，临床并不少见。"诸气膹郁，皆属于肺""一有怫郁，百病生焉"，此乃郁咳之成因也。治之之法，宜宣肺除郁，前百苏葶汤可也，唱歌亦效。

2. 方药运用

（1）前百苏葶汤

【组成】前胡 15 g、百部 30 g、苏子 9 g、葶苈子 15 g、炙麻黄 9 g、桑白皮 30 g、桔梗 15 g、生甘草 30 g、五味子 15 g。

【方歌】前百苏葶劲咳妙，麻桑桔味生甘草。咽喉疼痛连灯笼，发热石柴哮龙芍。

【主治】因咽喉、气管等炎症引起之劲咳。表现为犬吠样劲咳，夜重昼轻，咳黄白痰黏。

【治疗要点】发热加石膏、柴胡；咽痛加连翘、锦灯笼；哮喘加地龙、白芍。

（2）仝氏清咽润喉汤

【组成】冬凌草 3～6 g、滁菊花 3～6 g、麦冬 9～15 g。

【功效】清咽润喉。

【主治】慢性咽喉炎。

【辨证要点】咽咳（频繁清嗓之咳），咽干，喜冷饮。

【治疗要点】① 以上方泡水代茶，一日一壶，小口冷服，不宜过量。② 平素胃寒者，可加干姜片，亦可配红茶、普洱茶。③ 胃热者（喜冷饮）可配绿茶。

（3）仝氏雾霾清咽理肺茶：茶叶 6 g，冬凌草 3 g，三七花 1.5 g，桑叶 3 g，化橘红 3 g。雾霾天，每日 1 剂，泡茶饮（茶的选取：喜凉饮之人可选用绿茶，喜热饮之人可选用红茶，消化不良者或中老年人可选用普洱茶）。

（4）冬凌草：冬凌草为吸烟者防癌之要药，最早见于《本草纲目》，又名冰凌草，生长在太行山、王屋山。冬凌草每逢霜降后，茎、枝、叶上均结一层向外开花薄如蝉翼般的冰凌，阳光照而不化，风沙吹而不落，故名。其清咽润喉理肺之功，可帮助吸烟者防治肺癌、慢性咽炎、食管炎和食管癌。每日3g，与其他茶叶同泡即可。

（六）胸水

葶苈大枣泻肺汤"治肺痈喘不得卧及水饮攻肺喘急者。方中独用葶苈之苦，先泻肺中之水气，佐大枣恐苦甚伤胃也"（《删补名医方论》）。笔者用此方逐水（结核性胸膜炎之大量胸水），予葶苈子30g、大枣10枚，煎汤，冲服甘遂、大戟、芫花各0.5～1g；平喘，葶苈子配苏子；利水，葶苈子配车前子；消痰导滞，葶苈子配莱菔子。

（七）新型冠状病毒肺炎（寒湿疫）

1. "寒湿疫"的提出 武汉十二月即阴雨绵绵，又值冬季，虽为暖冬，毕竟寒湿。进入新年一月，阴雨连绵半月有余。寒湿困脾，胜湿、燥湿、化湿、渗湿，不宜峻利，容脾慢启。寒湿阻肺，肺气郁闭而发热，发表散寒、宣肺泻肺，热则自退。发热者，舌多不红不绛，苔不黄不燥者，即使发热，哪有肺热？过早过多寒凉，戕伐脾胃，体湿已重，再大量输液，加重脾湿。病益深重，徒伤阳气而已，终成偾事。SARS热毒为盛，体强者抗争，肺络反伤，年轻人气短尤甚，老年反轻。新冠肺炎寒湿为因，体弱气虚为本，死者多为老年。

太阳一出，阴霾自散，戾气亦难附存。看二月以来，多数阳光，寒湿消退，尤以立春后明显。虽确诊一时增加，源于"库存"。新发例数，渐走低势，此病寒湿助戾为虐，明矣。

病患之中，犹有甚者，全程无热，至死无热。若真为冬温、真为湿温，怎可无热？怎可至死无热？故言此病为冬温、湿温者，大谬矣！若早用寒凉，寒则更寒，湿则更湿，戕害于无形。

注："寒湿"是从中医病因层次对新型冠状病毒肺炎所作的定性，其因一是感染患者发病多表现出明显的寒湿之象，二是武汉的发病背景以寒湿为主。笔者通过实地观察武汉本地的确诊病例，发现多数患者由寒湿起病，在疾病早中期呈现寒湿袭表、阻肺、碍脾的临床表现，寒湿袭表则症见恶寒发热、周身酸痛之表证；寒湿阻肺则症见胸闷、胸紧、气短、乏力、干咳少痰等肺失宣肃的临床表现；寒湿碍脾则症见脘痞、呕恶、纳差、腹泻、大便黏腻不爽等运化失司的临床表现。且患者舌质淡胖、齿痕，苔多白而厚腻或腐，或虽有黄苔，但细察舌体发暗，呈青紫色，脉滑或濡，寒湿之象非常明显。另一方面，据气象局统计资料显示，武汉地区 2020 年 1 月份降雨量，是过去 20 年同期平均降雨量的 4.6 倍，连绵不断的阴雨加重了武汉地区的寒湿之气，人居其中，也受其害。且病发于冬季，按照"冬九九"来看，正值"一九"前后（2019 年 12 月 22 日至 2019 年 12 月 30 日），虽是暖冬，毕竟数九寒天，复遇多雨天气，"寒湿"之邪显而易见。

2. 辨治心法 此次疫病由寒湿裹挟戾气侵袭人群而为病，故名之为"寒湿疫"。病位在肺、脾，可波及心、肝、肾。以寒湿伤阳为主线，兼有化热、变燥、伤阴、致瘀、闭脱等变证。

疫病伤人，变证多端，然伤阳则一也。盖寒湿皆为阴邪，寒湿困阻，最伤阳气。老年人阳气式微，加之寒湿伤阳，故老者得之易亡，少者得之易愈，阳气多少有别也。

注：六淫之寒湿，由风所挟而伤人，先袭其表，由表及里。寒湿裹挟戾气，则不循常道，或浸肌表而侵，或由口鼻而入，甚或直中于里，侵袭肺脾，波及他脏。一者寒湿侵袭体表，表气郁闭，肺主表，则见发热、恶寒、头痛、身痛等表证；二者戾气从口鼻而入，侵袭肺脏，肺之宣发肃降受扰，则见咳嗽、气喘、胸

闷等呼吸道症状，两者相互影响，肺卫郁闭更甚；三者寒湿直中脾胃而运化失司，则见呕恶、纳差、腹泻等胃肠道症状。此外，病之所发，虽由寒湿，然疫病伤人，传变最速，变证有五，一曰化热、二曰变燥、三曰伤阴、四曰致瘀、五曰闭脱。

3. 方药运用 武汉抗疫方。

【组成】麻黄6g、石膏15g、杏仁9g、羌活15g、葶苈子15g、贯众15g、地龙15g、徐长卿15g、藿香15g、佩兰9g、苍术15g、茯苓45g、白术30g、焦三仙各9g、厚朴15g、焦槟榔9g、煨草果9g、生姜15g。

【服法】日1剂，水煎服，早、中、晚饭前各1次，日3次。

【功效】宣肺透邪、健脾除湿、避秽化浊、解毒通络。

【主治】新型冠状病毒肺炎之寒湿疫毒闭肺困脾。症见乏力和（或）周身酸痛，发热和（或）恶寒，咳嗽、咽痛，纳呆和（或）恶心呕吐、腹泻和（或）大便不爽、秘结，舌质淡胖和（或）齿痕，舌苔白厚腻或腐腻，脉沉滑或濡。

【方义】本方以麻杏石甘汤、葶苈大枣泻肺汤、藿朴夏苓汤、神术散、达原饮等化裁而成，以开通肺气、祛湿化浊、解毒通络为主要原则进行治疗，从"态、靶、因、果"四个层面入手：寒湿既是本病之因，也是初感之态，故散寒除湿调理内环境以治"因"调"态"。药用麻黄、羌活、生姜等温药散寒；羌活、藿香、佩兰、苍术、茯苓、白术、厚朴、草果等药从胜湿、化湿、燥湿、利湿等多个角度祛除湿邪。治"靶"者，从体表、呼吸道、消化道黏膜入手，同时治疗各自相应的症状，如麻黄、杏仁、石膏以麻杏石甘汤法开肺通表，加葶苈子泻肺平喘，治疗发热、咳嗽、气喘等症状；厚朴、槟榔、草果以达原饮法开通膜原，祛除秽浊湿；茯苓、苍术、白术、厚朴等药以神术散法健脾祛湿；藿香、佩兰、厚朴、茯苓等药以藿朴夏苓汤法芳香化湿，治疗纳呆、恶心呕吐、腹泻、大便不爽等消化道症；疫之为病，容易疫毒内陷，损肺阻络，并出现肺纤维化之"果"，用大剂量白术、茯苓补土生金，扶固肺气，并用贯众、徐长卿解毒，与地龙合用，共奏解毒活血通络之效，防止已病传变为肺痹、肺闭及肺衰之证。

【使用要点】应用该方时要结合患者实际情况和当地气候、物候条件，因时、因地、因人制宜，辨证施治，随症加减。高龄或有心脏病患者，应注意麻黄用量或不用。

【药物加减】① 恶寒发热、背痛、体痛者，加桂枝 9～30 g；恶寒重、无汗、体温 39℃以上，重用麻黄至 9～15 g，重用石膏至 30～90 g，加芦根 30～120 g，知母 15～30 g；往来寒热加北柴胡 15～30 g，黄芩 15～30 g；乏力明显加黄芪 15～30 g、人参 6～9 g（若无人参，党参 9～30 g）。② 咽痛加桔梗 9 g，连翘 15 g；干咳重加百部 15～30 g，蝉蜕 9 g，藏青果 9 g，紫苏子 9 g；喘憋加炙紫菀 15～30 g，炙款冬花 15～30 g，炙枇杷叶 15～30 g，葶苈子加至 30 g，咳血加仙鹤草 30 g，紫草 15 g，三七粉 3 g（冲服）。③ 痰多色黄或咯痰不畅，加瓜蒌 30 g，黄芩 15 g，鱼腥草 30 g，连翘 30 g，板蓝根 30 g。④ 纳呆重，加莱菔子 9～15 g，陈皮 15 g；呕恶重，加清半夏 9～15 g，黄连 3 g，紫苏叶 9 g，生姜加至 30 g。⑤ 腹泻，加黄连 6～9 g，生姜加至 30 g，重用茯苓至 60～90 g。⑥ 便秘，加枳实 10～15 g，大黄 6～15 g。舌红或干，加莲子心 6 g，麦冬 30～90 g。⑦ 舌绛红加生地黄 30 g，赤芍 15～30 g。四肢逆冷、汗多、气促，或神昏，舌淡暗或紫暗，脉细数，加人参 9～15 g，制附片 9～30 g，山茱萸 30～90 g，干姜 15～30 g，桃仁 9～15 g，三七 3～9 g。

附：肺系医案

结核性胸膜炎验案：患者，男，17 岁。结核性胸膜炎，症见：低热，干咳，右侧胸痛，咳嗽后胸痛加重，胸闷憋气，食欲不振，小便黄。舌红苔薄黄，脉小滑数。胸透示：右胸腔积液。胸水常规：李凡他试验阳性，细胞计数 744/mm³。诊断为悬饮，予十枣汤泻下逐水，方如下：大戟、甘遂、芫花各 1 g，共研细末。大枣 10 枚，将枣肉煎煮如泥后，枣汤送服药末 3 g。服 2 剂，复查胸透示右胸腔积液基本消失。

重用柴胡治疗化脓性扁桃体炎验案：患者，女，38 岁。高热 5 日，最高体温 39.8℃。伴头痛汗出，面赤口渴，恶心。查体：扁桃体肿大，表面可见点状脓性分泌物。予青霉素治疗无效。舌淡红苔薄黄，脉沉数。诊断为乳蛾，辨证为热毒内蕴证，予大柴胡汤内泻热毒。柴胡 50 g，黄芩 15 g，枳实 15 g，清半夏 9 g，白芍 15 g，川大黄 6 g，生石膏 30 g，生地黄 30 g，滑石 30 g，生甘草 6 g，金银花 30 g，马勃 15 g，山豆根 9 g，竹叶 6 g。服药后 2 个小时热退，继服诸症消失。

膀胱咳验案：患者，女，32 岁。咳嗽、咳痰 2 月余，咳而遗尿，伴咽痛，服抗生素、止咳等西药未效。既往有肾病综合征、紫癜性肾炎病史，查尿蛋白 5.7 g/24 h。舌红苔白，脉沉。辨证为痰热闭肺，膀胱气化失司。治以清热、化痰、利咽。予杏仁 24 g，桔梗 24 g，川贝母 15 g，百部 15 g，清半夏 15 g，全瓜蒌 30 g，陈皮 15 g，海浮石 30 g，枳实 12 g，木蝴蝶 9 g，锦灯笼 9 g，山豆根 9 g。服药月余，咳而遗尿、咽痛、咳痰等症状消失。

中药超声雾化治疗难治绿脓杆菌性肺炎验案：患者，男性，50 岁。间断性发热、咳嗽、咳脓痰半年余，伴阵发性喘憋，曾用磺苄青霉素、氨苄青霉素、丁胺卡那霉素及中药等治疗无效。查胸部 CT：右下肺炎，右侧胸膜肥厚粘连。多次痰培养均有铜绿假单胞菌。药敏提示无敏感抗生素。我们根据现代药理研究结果，选择体外实验对绿脓杆菌高度敏感的中药（白头翁、夏枯草、玄参、大黄），制成雾化剂。予中药雾化治疗 1 周后症状消失，多次痰培养铜绿假单胞菌显示阴性。

三、心系

（一）心系病辨治心法

心为君主关乎命，心病上焦气血辨。气滞檀降血丹芎，淤行瘀化闭虫先[①]。肺痰瓜蒌薤半夏，痰浊从脾断生源[②]。老年补肾培元气③，心肾不交交泰丸。情志不调从肝治，心和四脏最相关。

注：① 气滞檀降血丹芎，淤行瘀化闭虫先：气滞用檀香、降香类理气活血之药，血淤用丹参、川芎类行血之药，血瘀用三七类化瘀之药，血闭用水蛭类破血之药。② 痰浊从脾断生源：肥人心病从脾论治，杜绝生痰之源。③ 老年补肾培元气：老年心病常从肾论治，培补元气。

（二）高血压

1. 辨治心法 血压升高必查因，贪食咸郁虚络寒①。贪食肥壅腹压高，体积过大心负担，减肥戒贪为治本，通腑降浊厚朴三②。土壅木郁大柴胡③，痰火湿食六郁丸，夏枯芩钩④为靶药，肝郁脾虚逍遥丸。盐多水聚脉洪大，限盐为要利水先，半夏天麻调脾胃，五苓茺蔚葶车前⑤。老年脉革肝肾虚，镇肝六味左归丸⑥，天麻杜寄怀牛膝⑦，脉压差大好复原。寒凝经脉外周阻，葛根汤配独膝天⑧。气血脉络脏腑病，三期分治⑨尤当辨。气血逆乱用和法，香附当归四逆散；血管增厚或斑块，脉络痰瘀蒌七丹⑩；脏腑重在心肾脑，调脏补虚防急变。

注：① 贪食咸郁虚络寒：为高血压的病因，包括贪食肥甘厚味、高盐饮食、情志抑郁、年老或久病体虚以及寒邪侵袭等。② 厚朴三：厚朴三物汤，降气除满。③ 大柴胡：大柴胡汤，健脾疏肝，清热利湿。④ 夏枯芩钩：夏枯草、黄芩、钩藤，清肝火而降血压。⑤ 五苓茺蔚葶车前：五苓散、茺蔚子、葶苈子、车前子，利水降压而止眩晕。⑥ 镇肝六味左归丸：镇肝熄风汤、六味地黄丸、左归丸，滋补肝肾而降压。⑦ 天麻杜寄怀牛膝：天麻、杜仲、桑寄生、怀牛膝，平肝阳，补肝肾，共奏降压之功，适用于脉压差大的高血压患者。⑧ 葛根汤配独膝天：葛根汤、独活、怀牛膝、天麻，舒筋祛寒祛湿止痹，适用于寒凝经脉之高血压。⑨ 三期分治：笔者将高血压分为三期：病气血（早期）、病脉络（中期）和病脏腑（晚期）。⑩ 蒌七丹：瓜蒌、三七、丹参，化痰活血除瘀滞。

2. 从脉辨治 脉洪大为水多，泽泻汤加茺蔚子；脉弦劲数为肝火，天麻钩藤饮加夏枯草；脉沉缓滑为痰浊，半夏白术天麻汤；脉弦紧为外寒，葛根汤；脉细弦数为肾亏肝旺，镇肝熄风汤。

降压，可加用夏枯草 30～60 g，钩藤 30～45 g（后下，不超过 15 min），泽泻 30～60 g。

3. 降压护络煎 降压护络夏钩芩①，眼面掌唇赤红深。脉洪水大苓茺泻②，寒凝筋脉寻葛根③。老年差大④天牛杜⑤，龙藻三七⑥护络行。

注：① 夏钩芩：即半夏、钩藤、黄芩，半夏化痰浊而止眩晕，钩藤清热平肝而降血压，黄芩清热而泻肝火。② 苓茺泻：即茯苓、茺蔚子、泽泻，茯苓利水渗湿，茺蔚子活血行气，泽泻利水泻热，三者相伍可活血利水而降血压。③ 葛根：葛根汤。④ 差大：脉压差大。⑤ 天牛杜：天麻、牛膝、杜仲，天麻平肝熄风，牛膝活血通络而引血下行，杜仲滋补肝肾，三药共奏平肝熄风降压之效。⑥ 龙藻三七：地龙、海藻、三七，地龙活血通络，海藻利水消痰，三七活血化瘀，三者通血络逐瘀滞而降血压。

4. 常用的降压药对 利水，猪苓、茯苓；活血利水，益母草、泽兰、泽泻；温阳，附子、干姜；清肝，夏枯草、黄芩；通络，水蛭、地龙；解肌，葛根、罗布麻；镇肝，珍珠母、生牡蛎；镇静，牛黄、羚羊角粉；平肝，天麻、钩藤；补肾，杜仲、桑寄生；引血下行，生大黄、怀牛膝。

附：利水降压验案

患者，女，62 岁。既往有高血压病史 25 年，服西药血压控制在 150/90 mmHg 左右，2 型糖尿病病史 10 年，糖尿病肾病，血脂异常 20 年，脂肪肝，冠心病 25 年。刻下症见全身高度水肿，嗜睡，乏力，气喘，胸闷，便秘，夜尿 4 次。诊断：水肿、喘证。证属水停瘀阻，心肾亏虚。治以利水活血、温补心肾。予猪苓 120 g，云苓 120 g，白芍 30 g，葶苈子（包煎）30 g，黑附子（先煎）30 g，丹参30 g，红参15 g，酒大黄15 g（单包），水蛭粉6 g（分冲），红曲12 g，生姜5片。服7剂肿大消，茯苓增至240 g。服28剂后水肿近消，诸症大减，测血压120/60 mmHg。

（三）冠心病

1. 辨治心法　胸痹，多由痰瘀痹阻，宜行气通阳、消痰化浊、活血化瘀。行气，枳实配降香；通阳，薤白配桂枝；消痰化浊，需调理脾胃，半夏配陈皮，人参配白术；活血化瘀，丹参配三七。老年冠心病，需培补肾气，用淫羊藿配枸杞子、附子配熟地黄。瓜蒌薤白白酒汤、瓜蒌薤白半夏汤、枳实薤白桂枝汤是治疗冠心病心绞痛的效方。

2. 方药运用

仝氏冠心痰瘀汤

【组成】瓜蒌30 g、薤白15 g、丹参15 g。

【功效】化痰通阳活血。

【主治】痰瘀互阻之冠心病。

【辨证要点】胸闷痛，唇舌暗。

【治疗要点】喜叹气需行气疏络加降香、橘络，刺痛需化瘀通络加三七粉、全蝎粉，便秘需通腑活血加大黄、桃仁，痰多需健脾加党参、茯苓，老年需补肾加淫羊藿、枸杞子，胸阳式微加人参、附子。

附：胸痹验案

患者，女，65岁。急性广泛前壁、下壁心肌梗死，心功能Ⅳ级，因合并糖尿病、脑梗死、肾衰，无法放支架，寻求中医治疗。刻下：胸痛，每日发作3～4次，伴胸闷、汗多，予硝酸甘油等治疗未能缓解。诊断：胸痹。证属痰浊瘀阻。治以通阳泄浊、活血化瘀。予瓜蒌仁30 g，干薤白 30 g，清半夏 30 g，丹参 30 g，三七 9 g（分冲），西洋参 9 g，五味子 9 g，酒大黄 3 g。服 3 剂后，胸痛未再发作。此方加减继服 1 年，体力明显增强，神爽。

（四）心力衰竭

1. 辨治心法 心衰重在扶阳气，通胃肠。温阳用附子，通阳用桂枝，壮阳用淫羊藿，补气用人参，敛气用山茱萸，活血用丹参、三七，利水用泽泻、茯苓，通腑用宣白承气汤。此时，胃肠道淤滞，肠胃通则气血活，气血活则脏腑健。

注：山茱萸与淫羊藿，人参与附子，桂枝与茯苓，丹参与三七，杏仁与大黄（宣肺通腑），是治疗心力衰竭的理想药对。

2. 方药运用

山茱萸：敛气、敛汗、敛神，主要治疗心力衰竭时的心阳外脱。张锡纯先生称此药为"救脱之圣药""救脱之力十倍于参芪也"。此话真实不虚。笔者曾治一个 21 岁女性患者，急性左心衰，大汗淋漓，脉疾数（心率 160 次/min）。用山茱萸 120 g，急煎服，1 个小时后，汗收脉静。

山茱萸若超过 60 g，酸收作用极强。敛气可以固脱，敛神可以回志，敛汗可救气阴，敛尿可治失禁。故山茱萸为救脱第一要药，配参附为绝佳组合。

附：山茱萸固脱案 2 则

（1）患者，男，84 岁。肺癌晚期，广泛转移，休克，血压几乎测不到，冷汗淋漓，意识模糊。因对儿女有交代，要回河南老家，不能病故在北京。故开车送回老家。予中药急煎，方如下：山茱萸 120 g、红参 30 g、附子 60 g。沿途，一小口一小口喂，车到石家庄，血压升到 90/60 mmHg，汗收，意识转清。回老家后 1 周方去世。山茱萸救脱之力如此。

（2）患者，女，61岁。2型糖尿病，低钠血症（重度），巨幼红细胞性贫血（重度），肺部感染，心力衰竭。经抢救，唯心力衰竭未见好转，且出现二便失禁，大便夜10余次。予山茱萸60 g、红参30 g。急煎1剂，取汁150 ml。服半剂，3 h后精神明显好转，剩余半剂服完后，大小便失禁消失，次日竟无大便。原方减半量再进2剂，心力衰竭纠正出院。

第四节　中焦

一、中焦辨治心法

中焦肝系与胃系，升降辨证为总纲。散火益胃补中气①，大小柴胡泻心汤②。交通表里升降散，大气一转运化畅。

注：① 散火益胃补中气：即升阳散火汤、升阳益胃汤、补中益气汤三方也。② 大小柴胡泻心汤：即大柴胡汤、小柴胡汤、泻心汤类方。

二、脾胃系

（一）脾胃病总论

脾胃经常同病，寒热每多错杂，治当明辨。温脾附子干姜，补脾人参黄芪，健脾云苓白术，运脾厚朴陈皮，泻脾大黄黄连，醒脾藿香佩兰。诗曰：脾虚痰湿用六君，脾滞肥甘泻黄散。寒热错杂诸泻心，脾约肠燥麻仁丸。胃热清胃（散）寒建中，胃肠感冒正气散。土壅木郁大柴胡，肝木乘脾逍遥丸。

1. 调脾心法　肾为先天脾后天，消化吸收代谢管。脾实因滞生瘴热①，脾虚气弱功能减。启脾（醒脾）兰苍②除陈气，清热泻脾（散）疗脾瘅；运脾陈皮与白术，脾滞健脾③保和丸。补脾四君温附理④，参苓白术诸法参。

<hr>

注：① 脾实因滞生瘅热：脾滞化热则生脾瘅。② 兰苍：佩兰、藿香、苍术之类。③ 健脾：健脾丸。④ 温附理：温脾，附子理中丸。

2. 调胃心法

（1）胃为阳土阴易伤，肝脾相关下连肠。虚位以待实后空，喜润恶燥保健康。玉女虚热实清胃（散），虚寒建中实寒良①。气磨瘀笑苓痰饮②，呕夏痛金枳消胀③。

<hr>

注：① 虚寒建中实寒良：虚寒，小建中汤；实寒，良附丸。② 气磨瘀笑苓痰饮：磨，四磨汤；笑，失笑散；苓，苓桂术甘汤。③ 呕夏痛金枳消胀：夏，小半夏汤；金，金铃子散；枳，枳术丸。

（2）虚秘芪术血归首①，麻仁肠燥寒苁阳。食积保和热承气，辛苦痞满泻心汤②。胃肠感冒藿葛求③，火郁益胃或升阳④。壳实陈青胃排空⑤，槟厚丑小硝大肠⑥。

<hr>

注：① 虚秘芪术血归首：气虚秘，黄芪、白术。血虚秘，当归、何首乌。② 辛苦痞满泻心汤：痞满治以辛开苦降，予泻心汤类。③ 胃肠感冒藿葛求：藿，藿香正气散。葛，葛根芩连汤。④ 火郁益胃或升阳：火郁，予升阳益胃汤或升阳散火汤。⑤ 壳实陈青胃排空：枳壳、枳实、陈皮、青皮助胃排空，胃动力药也。⑥ 槟厚丑小硝大肠：槟榔、厚朴、黑丑白丑，小肠动力药；芒硝、大黄，大肠动力药也。

《临证指南医案》养胃名句欣赏："纳食主胃，运化主脾"；"脾宜升则健，胃宜降则和"；"太阴湿土，得阳始运；阳明燥土，得阴自安"；"脾喜刚燥，胃喜柔润"。

3. 疑难怪病从脾胃论治
笔者在治疗疑难怪病时，常从调理脾胃入手。其理在于中央健则气机调，气机调则精微布散，气血周流。故凡脏络虚损之病，气血壅塞之状，痰瘀互阻之象，内外不交之窘，林林总总，诸症难括，诸药难施者，求诸中央，常可删繁就简，纲举目张。

4. "运"法　脾胃大法在一"运"字。"运"，针对"滞"。滞可秘结，滞可痞满，滞可化热，滞可湿聚。胃系运则传化有序，脾系运则水谷布常。运保出入平衡，运助升降有度。后天之脾胃，言到底是升降，是出入。"出入废则神机化灭，升降息则气立孤危"。识"运"，治脾胃不难矣。

5. **调胃纳法**　病体虚弱用补药，先把胃口调理好。胃口不开空谈补，吸收不利药难效。胃口一开助药力，药补食补合力调。

（二）呕吐

1. **辨治心法**　酒呕喷吐带酒气，食呕[①]酸腐呃逆声；痰呕黏痰拉条状，寒呕涎唾冷清清。酒呕正气苏连饮[②]，痰呕小半加茯苓[③]；食呕保和枳术汤，寒呕反左[④]入理中。若见热泻伴呕恶，胃肠感冒藿香灵[⑤]。

注：① 食呕，伤食而呕也。② 酒呕正气苏连饮：酒呕，藿香正气散合苏连饮。③ 小半加茯苓，即小半夏加茯苓汤。④ 反左，即反左金丸，为黄连：吴茱萸＝1：6，与左金丸相反而得名。⑤ 胃肠感冒藿香灵：胃肠型感冒，予藿香正气散。

2. **方药运用**

（1）小半夏汤：小半夏汤是和胃降逆止呕之效方。笔者常用清半夏、生姜各15～30 g。呕吐甚，加苏连饮；胃胀加枳术汤；胃有振水声加茯苓；反酸加煅瓦楞子；胃口差、大便干，加大黄黄连泻心汤；虚寒加理中丸。半夏，6～15 g和胃，15～30 g止呕，30～60 g安眠（胃不和则卧不安）。半夏消痰化浊之要点：苔越厚腐腻，用量越大。

（2）苏连饮：苏连饮，是治疗湿热呕吐之效方。此方出自《温热经纬·薛生白湿热病篇》。薛生白只列药物，未出方名，后世命为苏连饮。笔者用之辨证要点为：呕吐酸味、苔黄厚腻，用黄连6 g、苏梗9 g。胃肠型感冒之呕吐，加苏叶、藿梗各6 g；呕吐严重，加清半夏、生姜各30 g；嗳气打嗝，加旋覆花15 g、代赭石30 g；兼脾虚者，加党参15 g、炙甘草10 g。

（3）*枳术连姜汤*

【组成】枳实15 g、炒白术30 g、黄连6 g、生姜15 g。

【主治】胃脘胀满，口干口苦，或呃逆，或卧不安等脾滞胃热证。

【方解】枳实理气，白术健脾，黄连清胃，生姜和胃。连姜配伍，辛开苦降，开胃畅脾。

【治疗要点】呕加法夏；脾虚加党参；失眠加炒酸枣仁（注：此方之方根为《金匮要略·水气病》枳术汤）。

（三）便秘

1. 辨治心法　实秘当分热气燥，虚秘气血阴阳分。热臭气胀燥羊屎，承气三物①增液轮②。气虚补中③便无力，血虚四物④首乌尊。阳虚理中⑤锁苁蓉，阴虚脾约贵麻仁⑥。

注：① 三物，厚朴三物汤。② 增液，增液承气汤。③ 补中，补中益气汤。④ 四物，四物汤。⑤ 理中，理中汤。⑥ 麻仁，麻仁丸。

2. 方药运用

（1）*厚朴三物汤*：厚朴三物汤是治疗腹部胀痛、大便秘结之良方。由厚朴、大黄、枳实组成。功能行气除满，去积通便。方中枳实为胃动力药，厚朴为小肠动力药，大黄为大肠动力药。笔者用此方，胃胀者，以枳实为君，腹胀者，以厚朴为君，便秘者，以大黄为君（小承气）。病情较重者，大肠动力加芒硝，小肠动力加榔片，胃动力加青皮。

厚朴三物汤、厚朴大黄汤、小承气汤，三方药味组成完全相同，区别何在？全在剂量！"凡仲景方，多一味，减一药，与分两之更重轻，则异其名，异其治"。厚朴、枳实、大黄，"加芒硝则谓之大承气……无芒硝，则谓之小承气；厚朴多，则谓之厚朴三物汤……大黄多，名厚朴大黄汤"。（《金匮玉函经衍义》）

（2）全氏温润通便汤

【组成】肉苁蓉 30 g、火麻仁 30 g、当归 15 g。

【功效】温阳养血，润肠通便。

【主治】老年性便秘。

【辨证要点】大便久坐为气虚，干若羊粪为肠燥，臭味偏大为积热。

【治疗要点】大便无力加黄芪，腹胀加槟榔片，干若羊粪加玄参，味臭加大黄。

（3）肉苁蓉配锁阳：阳虚便秘，肉苁蓉配锁阳是对药。肉苁蓉一般用 30～60 g，锁阳 15～30 g，可独立通便。

（4）槟榔配二丑：槟榔为四大南药之一，功效为杀虫、破积、下气、行水。可把榔片和二丑作为小肠动力药，和胃动力药枳实、大肠动力药大黄配伍使用。

附：便秘验案

患者，女，43 岁。便秘 20 余年。初起因产后血虚致便秘，开始数日一解，后逐渐加重，出现月余不解，依赖导泻药。症见神疲乏力，晨起泛清涎，易感冒，不易汗出，畏寒肢冷，纳呆，面色萎黄，舌胖苔白脉细。诊断：便秘。证属：冷秘。治以温阳通便。予附子理中丸合麻黄附子细辛汤加减。附子15 g（先煎），党参15 g，生白术30 g，炙甘草6 g，生麻黄12 g，细辛3 g，肉苁蓉15 g，锁阳15 g，当归12 g，生首乌12 g。服此方汤剂1月，便秘改善。改用丸剂，口服，每次9 g，每日3次，3个月病告愈。

患者，男，70岁。因外伤致"脊髓性休克"出现顽固性便秘14年。刻下：无便意，排便无力，大便干结，3～4日一行，平素靠通便药及开塞露，伴朝食暮吐或暮食朝吐，恶心，胃胀难忍，半年内体重下降12.5 kg，嗜睡，后背冰凉。舌深红底瘀苔黄厚腻，脉沉弦。诊断：便秘。证属阳虚津亏，中焦湿热。治以温阳润燥，清热燥湿。予肉苁蓉45 g，当归30 g，制首乌30 g，黄连9 g，苏叶9 g，苏梗9 g，酒大黄30 g，黑丑9 g，白丑9 g，槟片15 g。加减治疗8个月后，大便畅，体重增加3 kg，改水丸继服巩固。

（四）脾胃病常用方

1. 泻心汤类方　五泻心汤，即半夏泻心汤、生姜泻心汤、甘草泻心汤、大黄黄连泻心汤、附子泻心汤。此五泻心汤之异同为：① 合而言之，病位在胃（心），病症为痞，治法为泻，黄连为所必用。② 分而言之，分热痞和寒热错杂痞。热痞，予大黄黄连泻心汤，兼表虚附子泻心汤。寒热错杂痞（虚实相兼），予半夏泻心汤；见下利，予生姜泻心汤；见反复发作的复杂性溃疡（全消化道范围内，可波及其他部位），予甘草泻心汤。

泻心汤类方可用于纠正现代疾病中内环境的紊乱，特别是针对抗生素滥用、不良生活方式以及精神情绪过当所导致的神经内分泌免疫网络的失调，菌群的紊乱等，尤为契合。

2. 黄芪建中汤　黄芪建中汤，是治疗虚寒性胃痛之特效方。笔者曾用其治疗1日4次杜冷丁都止不住的胃痉挛，1剂汤药，胃脘疼痛迅速缓解。辨证要点：胃怕冷、胃痛，唯症是从。即使是肥胖，苔黄厚腻，看似湿热，亦照用。热性体质而贪冷饮者，患此证尤多。

3. 仝氏清胃修膜汤

【组成】蒲公英30 g、怀山药30 g、白及15 g。

【功效】清热消炎护胃。

【主治】慢性糜烂性胃炎。

【辨证要点】胃痛胃热之口干喜凉饮。嗜酒者、幽门螺杆菌阳性多见。

【治疗要点】反酸加煅瓦楞子；胃胀加枳术汤；伴食管反流加小半夏汤；肠上皮化生加六味地黄丸蜜丸含化，每次1丸，每日2次。

4. 仝氏肠激左金汤

【组成】黄连9 g、吴茱萸6 g、乌梅15 g。

【功效】清肠和血敛肝。

【主治】肝脾不调、肠道湿热之肠易激综合征。

【辨证及治疗要点】大便黏臭，重用黄连，黄连：吴茱萸＝6：1；便溏重用吴茱萸，吴茱萸：黄连=6：1；痛泻加用白芍，配甘草；便脓加当归；便血加三七；里急后重加厚朴；紧张即加重者，合四逆散。

附：脾胃病验案

黄芪建中汤合旋覆代赭汤、四逆汤加减治疗虚寒性胃痛、呕吐案： 患者，女，56岁。反复胃痛、呕吐1年余。刻下：胃脘隐痛，呕吐清水痰涎，嗳气频频，无食欲，眠差，便干2～3日1次。舌淡紫苔白底瘀，脉沉细弦数。既往有2型糖尿病10年，上消化道出血、反流性食管炎等病史。予炙黄芪30 g，桂枝30 g，白芍30 g，代赭石30 g（先煎），旋覆花15 g（包煎），黑附片30 g（先煎一小时以上），干姜片30 g，炙甘草15 g。服14剂诸症除，随访半年未复发。

葛根芩连汤合全氏清胃修膜汤加减治疗胃痛案：患者，男，55 岁。反复胃脘胀痛 2 年，伴大便黏滞不爽。查胃镜示：反流性食管炎、慢性浅表性胃炎、十二指肠球炎。病理：部分腺体轻中度肠上皮化生。舌暗根部腐腻微黄，脉弦稍缓。诊断：胃痛。证属湿热中阻。治以清热化湿。予葛根 30 g，黄芩 30 g，黄连 15 g，生甘草 15 g，蒲公英 30 g，白及 15 g，生薏苡仁 30 g，清半夏 15 g，生姜 3 片。配合六味地黄大蜜丸含化每次 1 颗，每日 2 次，针对肠上皮化生，服 6 个月。复诊时胃胀痛、大便黏滞消失，大便成行，日 1 次。复查胃镜示：十二指肠球炎，病理示肠上皮化生消失。

黄芪建中汤加减治疗机械损伤性胃动力障碍：患者，女，58 岁。2 个月前行左肺上叶切除术，术中损伤迷走神经而出现胃瘫。刻下见：胃胀甚，怕凉，呃逆频频，自诉胃肠不蠕动，不敢进食，伴便秘、眠差、乏力。舌淡边有齿痕细颤，脉弱。予黄芪 45 g，桂枝 15 g，白芍 15 g，炙甘草 15 g，清半夏 30 g，生姜 30 g，枳实 30 g，麻仁 45 g。此方加减治疗近 2 年，胃胀、呃逆等症消失，大便正常。

大皂荚取嚏止呃案：患者，女，32 岁。呃逆 5 日，患者 5 日前无明显诱因突发呃逆，呃声低弱，频作不止，昼夜不息，外院诊断为：神经性顽固性呃逆，予西药治疗未效。刻下见：呃声连连，沉闷微弱，膈肌活动幅度较大，数日未眠，精神极度疲惫，舌红苔少，脉弦。即取生大皂荚 1 个研粉，手指拈粉，以鼻吸之，并指压左耳枕顶部穴。数分钟后，喷嚏大作，呃逆顿止。1 周后随访呃逆未作。

皂荚取嚏止 10 年顽呃案：患者，男，49 岁。反复呃逆 10 年，10 年前感冒后出现呃逆，间断发作，夜间尤甚，声不响亮，气闷不舒。予甲氧氯普胺片、多潘立酮片及和胃降逆止呃的中药治疗无效。20 年前曾行食管下段溃疡切除术。治以生大皂荚 1 个研细粉，手拈鼻吸皂荚粉末，约 3 min，喷嚏连作，呃逆顿止。3 日后复发，再吸再止。后配合中药调理收功，随访 1 年未复发。

半夏厚朴汤加味治疗呃逆案：患者，女，38 岁。呃逆 20 余日，自诉因恼怒后引起，服西药无效。刻下：气上冲咽喉，随即呃逆持续数小时，声音不响亮，伴胸骨后疼痛、烧灼感，食物难下，善太息，乏力，食欲不振，便干。既往有食管裂孔疝、反流性食管炎病史。舌暗苔白根部厚腻，脉滑，重按偏弱。诊断：呃逆。证属痰气互阻，脾胃亏虚。治以化痰降气，补益脾胃。予半夏厚朴汤合四君子汤加减：法半夏 9 g，厚朴9g, 苏叶6g, 苏梗6g, 云茯苓15g, 藿梗6g, 党参12g, 白术6g, 代赭石15g (先煎), 枳壳9g, 枳实9g, 黑丑3g, 白丑3g, 槟片6g, 生大黄3g。服6剂, 呃逆止, 余症减。随访呃逆未复发。

痛泻要方治疗糖尿病胃肠功能紊乱案: 患者, 男, 52岁。发现血糖升高5年, 腹泻半年余, 多方治疗不效。刻症: 腹泻, 一日5~7次, 在情绪紧张、生气时腹泻加重, 伴肠鸣。西医诊断: 糖尿病胃肠功能紊乱。中医诊断: 泄泻。证属: 肝气乘脾。治以抑肝扶脾。予痛泻要方。炒白术30g, 白芍45g, 陈皮30g, 防风15g, 生姜5大片。服汤药30剂, 腹泻缓解。

薏苡附子败酱散加味治疗直肠癌术后大便异常案: 患者, 男, 62岁。直肠癌术后11月, 自诉术后出现大便次数增多, 一日3~4次, 质稀伴有大量黏液, 小便时混有大便, 偶有头晕心慌。舌暗淡苔黄厚腻, 舌底络脉瘀滞, 脉沉。证属下焦湿热, 正气不足。治以清热利湿, 补益正气。予生薏苡仁60g, 附子15g (先煎), 败酱草30g, 干蟾皮9g, 党参15g, 炒白术30g, 当归15g, 生甘草15g。服1个月后, 大便次数及黏液明显减少。上方加减服4个多月, 大小便可以分开, 又治4个月, 大便每日1~2次, 小便清。

葛根芩连汤加味治疗直肠炎案: 患者, 男, 19岁。症见: 腹痛腹泻, 1日10余次, 伴里急后重, 大便带有大量黏液及脓血。苔黄厚腻, 脉弦滑数。查大便常规+OB: 黏液 (4+), OB (+), 脓细胞 (+), 红细胞 (++)。肠镜示直肠炎症出血。服抗感染药未效。诊断: 湿热痢。证属大肠热毒。治以清热利湿, 凉血解毒。予葛根芩连汤合白头翁汤加减: 葛根30g, 黄芩60g, 黄连60g, 白芍60g, 炙甘草30g, 炒白术30g, 黄芪30g, 白头翁30g, 白矾9g, 生姜3片。服28剂, 腹痛腹泻愈, 大便每日1~2次, 复查大便常规阴性。

补中益气汤加减治疗面肌萎缩案: 患者, 女, 50岁。左侧面部肌肉萎缩1年, 患者2009年起出现不明原因的左侧面部肌肉萎缩, 后完全塌陷, 伴肌肉痛, 腰腿酸痛, 终日卧床。自幼便溏, 每日3~4次, 易脱肛。诊断: 痿病。证属: 脾肾亏虚, 中气下陷。治以补益脾肾兼升提。予补中益气汤加减。黄芪60g, 党参15g, 炒白术30g, 枳实30g, 升麻6g, 柴胡9g, 鸡血藤30g, 淫羊藿30g, 骨碎补30g, 杜仲45g。服1个月后, 肌肉疼痛明显减轻, 黄芪渐加至120g。服8个月后, 左侧面部肌肉萎缩减轻, 肌肉恢复30%, 体力明显改善, 已能下地干农活

6～8 h。改水丸继调。

> 问：补中益气汤治疗面肌萎缩案，为何重用枳实？
>
> 答：枳实与黄芪，一降一升，欲升先降也。笔者用补中益气汤，以枳实易陈皮。枳实与黄芪之比，大致为1：3。枳实，除传统的理气宽中外，还可治疗胃下垂、子宫脱垂和脱肛。这与现代药理证实枳实对子宫、胃肠呈兴奋作用有关。

附子理中汤加味治疗夜间流涎案：患者，女，34岁。夜间大量流涎2年余，近半年加重，晨起枕巾约1/8湿透，伴五更泻，素体畏寒肢冷，时有胃脘隐痛，夜尿2次，舌胖嫩苔白滑，脉沉，右关及两尺弱。证属脾肾阳虚，予附子理中丸加减温阳固涩。炮附子30g（先煎），党参15g，炒白术15g，干姜15g，炙甘草6g，诃子9g，黄芪30g。服14剂后，流涎明显减少，大便成形，夜尿1次。上方改水丸继服，口服，每次9g，每日3次，继服3个月愈。

重用蒲公英、紫花地丁治疗粘连性肠梗阻合并局限性腹膜炎案：患者，男，61岁。1年前行阑尾切除术，术后感染重，予抗感染治疗后缓解。此次因持续性腹胀痛伴呕吐2日就诊，给予胃肠减压、灌肠、抗感染治疗无缓解。测体温38.2℃，夜间呕吐6次，面赤口渴，腹部胀痛，呕吐，热结旁流。舌红苔黄厚干，脉沉数有力。治以通腑泻下，清热解毒。予蒲公英60g，紫花地丁60g，生大黄15g，厚朴15g，枳实30g，桃仁12g，红花9g。1剂知，2剂已。

厚朴三物汤加减治疗十二指肠穿孔缝合术后案：患者，男，38岁。自诉十二指肠穿孔缝合术后2年来刀口处发凉发紧，以致不能直腰，伴右下腹坠胀，食欲差，失眠。苔厚偏黄，脉沉。予厚朴30g，枳实15g，生大黄9g，公丁香6g，广郁金12g，三七12g，桃仁12g。14剂，配制成水丸，口服，每次6g，每日2次，服3个月后，下腹坠胀感消失，刀口发凉发紧明显减轻。

茵陈蒿汤加减治疗进行性肌营养不良症案：患者，男，8岁。进行性肌营养不良症2年半，查AST 232 U/L，CK 12 254 U/L。症见：步履不稳，齿迟，平素易伤风感冒，四末热，舌红，苔花剥，脉滑。予：生黄芪30g，鸡血藤30g，夜交藤15g，茵陈15g（先煎1h），五味子15g，生大黄3g，柴胡6g，黄芩9g，白芍9g。加减服药2年，病情稳定，肌肉无明显萎缩。复查 AST 47.9 U/L，CK426 U/L。继服巩固。

半夏泻心汤加减治疗反复多发口腔溃疡案：患者，女，77 岁。反复口腔溃疡 10 余年，每月 1～2 次。此次口腔舌唇黏膜见多个点状溃疡 1 周，边红赤痛甚，心烦焦虑眠差，多食易饥胃胀，大便黏腻难下。舌红苔黄白相间微腻。证属脾胃湿热，肝脾不和，治以半夏 30 g，黄连 30 g，黄芩 30 g，酒大黄 9 g，炙甘草 15 g，太子参 30 g，炒酸枣仁 30 g，生姜 5 片。服 2 剂口疮疼痛消失，睡眠转安，5 剂溃疡愈合。随访半年未复发。

半夏泻心汤加减治疗口腔黏膜白斑案：患者，女，57 岁。既往有 2 型糖尿病 12 年余，查 HbA1c 8%，TG 6.45 mmol/L，LDL 3.5 mmol/L，肝脏 B 超：中度脂肪肝。症见：口腔黏膜白斑，全身皮肤瘙痒，视物模糊，治以生甘草 45 g，清半夏 15 g，黄连 15 g，黄芩 15 g，党参 15 g，茵陈 15 g，红曲 6 g，生姜 3 片，大枣 3 枚。1 月后视物模糊消失，视力改善，口腔黏膜白斑消失，复查 HbA1c 7.7%，TG 2.28 mmol/L，LDL3.07 mmol/L。

苏叶黄连汤加减治疗小儿肠系膜上动脉压迫综合征案：患者，女，7 岁。反复腹痛、呕吐 3 年，伴便秘，近 3 年发育迟缓。体重 13 kg，身高 100 cm。上消化道钡餐造影：十二指肠淤滞症。诊断：肠系膜上动脉压迫综合征。予 2 次手术治疗，术后腹痛、呕吐等症状改善不明显。求治于中医，予苏叶黄连汤加减。苏叶、黄连、苏梗、清半夏、干姜、枳实各 3 g，黑丑 1.5 g，白丑 1.5 g，炒白术 9 g，红参 2 g。此方调治一年半，诸症缓解，体重增至 19 kg，身高 108 cm。

三、肝胆系

（一）辨治心法

解毒排毒主在肝，肝经湿毒最常见。胆汁疏泄助消化，肝郁脾虚胃难安。郁瘀积癌四部曲，疏活化破求逆转①。肝脾同病小柴胡，龙胆泻肝臭黏汗。肝郁四逆散香佛②，桃红四物血活鲜③。肝胃郁热大柴胡，肝阴暗耗一贯煎。破癌化积抵当汤，莪术三七杖马鞭④。茵陈退黄利胆赤⑤，五味降酶保肝全。

注：① 郁瘀积癌四部曲，疏活化破求逆转：肝病之郁、瘀、积、癌

四部曲，分别予疏肝、活血、化积、破癌治疗。② 肝郁四逆散香佛：肝郁，予四逆散加香附、佛手。③ 桃红四物血活鲜：肝瘀，予桃红四物汤活血化瘀。④ 莪术三七杖马鞭：杖，虎杖；马鞭，马鞭草。⑤ 茵陈退黄利胆赤：赤，赤芍。

（二）靶方靶药

1. 靶方

（1）仝氏通胆降酶煎

【组成】茵陈 15～45 g（先煎 1 h）、五味子 9～30 g、生大黄 3～6 g、赤芍 15～30 g。

【主治】胆汁淤滞引起的高胆红素血症、肝或胆道酶升高，可伴有口干口苦、皮肤瘙痒、便干等症状，也可仅有指标升高而无症状。

【治疗要点】胁胀加虎杖；肝纤维化加莪术、三七；肝管或胆管结石加大叶金钱草。

注：关于茵陈先煎的问题，1982 年发表之《茵陈蒿汤利胆作用的分析性研究——不同煎煮方法的影响》中提道："当煎煮搅拌时，茵陈的利胆作用不仅显现而且有随（煎煮）时间延长而增强的趋向。"根据笔者的经验，茵陈先煎利胆退黄效果更显著。

（2）化纤散

【组成】三七粉 3 g、水蛭粉 3 g、生蒲黄 2.5 g、生大黄 0.5 g、炙黄芪 9 g，此为 1 日量。

【服法】1 次 6 g，温水调服，每日 3 次。

【主治】各种原因引起的肝、肺、肾等慢性纤维化。

【疗程】3 个月为 1 个周期，一般用 2～4 个周期。

注：此为辨病方。具体应用，可根据患者体质、病情，酌情配以

汤药。

> 问：中医是辨证论治，没有哪个方专治哪种病，而慢性纤维化是西医学概念，怎可用来指导开中药方？
>
> 答：① 辨病论治是中医很薄弱的，也是未来的发展方向之一。它和辨证论治相辅相成，并不矛盾。② 中医自古以来，就是强调辨证、辨病、对症、审因论治，绝非只有辨证论治。

（3）仝氏茵陈脂肝煎

【组成】茵陈 15～30 g、红曲 3～9 g、生大黄 6 g。

【功效】清肝通腑，消脂降浊。

【主治】脂肪肝。

【辨证要点】① 肥胖者，宜分虚实。腹壁厚者，多为实胖（宜泻）；腹壁薄者，多为虚胖（宜补）。② 关注"小膏人"：即体重指数不超，但腹型肥胖，中重度脂肪肝。③ 关注肝功能有无损害。

【治疗要点】① 腹部膨满、胀大合厚朴三物汤；② 虚胖宜加党参、炒白术、荷叶，或加六君子汤；③ 肝功能异常，加五味子、赤芍、虎杖。

（4）仝氏淤胆降酶汤

【组成】茵陈 15～30 g、虎杖 15 g、五味子 10 g。

【功效】利胆退黄降酶。

【主治】酒精性肝炎，脂肪肝及脂肪性肝炎，胆汁淤滞。

【辨证要点】酗酒、肥胖史，超声示以上疾病。

【治疗要点】胆汁淤滞加赤芍、大叶金钱草；阳黄加大黄、栀子；阴黄加附子、生姜。

（5）大柴胡汤：大柴胡汤是治疗肝、胆、脾、胰等消化系统疾病的效方，笔者常用此方治疗急慢性胆囊炎、胆石症、急慢性胰腺炎、糖尿病、脂肪肝等，作为辨病的基本方加减应用。剂量要点：

发热重用柴胡、黄芩；便秘重用大黄、枳实；呕吐重用半夏、生姜。配伍要点：伴黄疸合茵陈蒿汤，伴结石合四金化石丸（四金化石汤组成为金钱草、海金沙、鸡内金、郁金），伴疼痛合金铃子散。

> 问：大柴胡汤加减中，疼痛为何不重用芍药，而选用金铃子散。
> 答：笔者很喜欢芍药，因为它是非常有效的止痛药物，但不是什么痛都能止。芍药最擅长缓解平滑肌和骨骼肌痉挛，如治胃痉挛的黄芪建中汤、治不安腿的黄芪桂枝五物汤、治肩颈背肌肉慢性痉挛疼痛的葛根汤等，这些方中都有芍药，痛剧可以倍量，常配甘草。但炎症之痛，效果差。

2. 靶药

茵陈：茵陈是治疗黄疸之专药。无论阴黄、阳黄均可使用，宜佐大黄，给黄疸以出路，以大便每日1～2次为度。肝功能异常，配五味子；胆汁淤滞，配大叶金钱草、海金砂；肝纤维化，配莪术、三七。茵陈用量：轻度黄疸15 g，中度30 g，重度30～120 g。宜先煎1 h，再下他药。笔者用其治疗无黄疸的高胆红素血症，效佳。

附：肝胆病验案

大柴胡汤合金铃子散治疗胆心综合征案：患者，男，57岁。右上腹疼痛伴夜间心前区隐痛憋闷3日，伴胃脘饱胀，纳呆，恶心欲吐。舌淡红苔白腻，脉沉略紧。查B超：慢性胆囊炎，慢性胰腺炎，肝内囊性变。心电图：窦性心律，ST-T改变。西医诊断：胆心综合征。中医诊断：腹痛。证属肝脾不调，气滞瘀阻。治以调和肝脾，理气活血。予大柴胡汤合金铃子散加减：柴胡15 g，炒黄芩15 g，姜半夏12 g，杭白芍15 g，枳实15 g，川大黄6 g，川楝子12 g，延胡索12 g，生姜3片，大枣5枚。服药5剂，右上腹疼痛及心前区闷痛均消失，复查心电图恢复正常。

龙胆泻肝汤合大柴胡汤加减治疗急性胆囊炎合并不完全性肠梗阻案：患者，男，40岁。突发腹痛，疼痛剧烈，伴呕吐黄绿胆汁10余次，面赤气粗，口中气热，口干微苦，喜凉饮，溲黄便结，舌红苔薄黄，脉弦滑数有力。体温38.6℃，心率120次/min。证属肝火上炎、肝胃不和。急予龙胆泻肝汤合大柴胡汤加减：龙胆草15g，栀子12g，黄芩15g，柴胡18g，生大黄9g，枳实15g，吴茱萸2g，竹茹12g。急煎顿服，1剂痛减呕止，但仍发热、大便不通。上方加厚朴9g，服完热退便通，腹痛消失出院。

甘露消毒丹治疗肝硬化腹水合并高热案：患者，男，38岁。乏力消瘦2年，持续性发热3月。期间高热20日，最高体温40℃。予抗感染治疗无效。伴神昏谵语，重度黄疸，腹水，腹大如鼓，口鼻气热，渴不欲饮，尿少。苔黄厚腻，脉细数。证属湿热内阻，气分蕴热，治以清热利湿，化浊退热。予藿香12g，佩兰9g，茵陈60g，滑石30g（包煎），木通6g，石菖蒲12g，白豆蔻6g，生甘草9g，黄芩12g，连翘15g，生地黄30g，牡丹皮15g，枳壳6g，厚朴6g。3剂体温复常，继服月余腹水消失出院。

大黄䗪虫丸治疗原发性胆汁性肝硬化案：患者，女，35岁。全身瘙痒、食欲不振、肝区不适2月余。伴面色黧黑，视物模糊，口唇发紫，易疲劳，右胁胀，舌紫苔白厚腻，脉沉细。查AMA 640，ALP 481 U/L，LAP 207 U/L，TC 2.38 mmol/L，IgM 7.7 g/L，TP 86 g/L，ALT 147 U/L，AST 92 U/L，γ-GT 273 U/L，TTT 17.8 U。诊断：原发性胆汁性肝硬化。证属瘀血内阻。治以祛瘀生新。予大黄䗪虫丸，每次1丸，每日3次。服2年，复查TTT 8.2 U，LAP 79 U/L，余正常。

大柴胡汤加减治疗肝叶切除术后积脓案。患者，男，63岁。低热2月余，2月前行左肝叶切除术，术后引流不畅见少量积脓。午后发热37.5℃左右，伴轻度畏寒，晚6时左右汗出热退，伴乏力，溲黄便稀，舌红苔白腻微黄，脉沉弦略数。予大柴胡汤加减。柴胡30g，黄芩18g，清半夏6g，枳实15g，赤芍15g，大叶金钱草30g，蒲公英30g，鲜荷叶30g，生姜3片，大枣5枚。服1剂体温复常，继服1周，复查B超积脓消失。

第五节　下焦

一、下焦辨治心法

下焦溲系与衍系，阴阳辨证为总纲。补阴六味地黄丸，补阳八味二仙汤。知柏肾火五子衍^①，阴水实脾浚川阳^②。

注：① 知柏肾火五子衍：知柏，知柏地黄丸。五子衍，五子衍宗丸，组成为五味子、车前子、覆盆子、枸杞子、菟丝子。② 阴水实脾浚川阳：实脾，实脾饮，治虚寒阴水；浚川，浚川丸，主治阳水，组成为桑白皮、大戟、雄黄、茯苓、芫花、甘遂、商陆、泽泻、巴戟天、葶苈子。

二、慢性肾炎

1. 辨治心法 慢性肾小球肾炎之蛋白尿、血尿，常因感染加重，尤其是急性咽炎、急性扁桃体炎等，此因邪伏肾络，外邪勾起内邪所致。治之之法，必攘外安内。笔者常用升降散加金银花、连翘、冬凌草等；水肿者，用麻黄加术汤；气虚者，用玉屏风散补气托邪。切勿见蛋白增多即固涩，见血尿加重即止血。

邪伏肾络只需坚壁清野，若遇外感必攘外安内，此乃防止慢性肾炎进入肾衰之常法。然欲根治，必除邪务尽，透邪在所必用。所谓透出一分邪气，便有一成胜算。

2. 方药运用

（1）升降散：升降散，是治疗慢性肾炎合并急性扁桃体炎之效方。因反复感染致蛋白尿加重者，服之效佳，固下（消蛋白）必先清上（消炎症）也。用白僵蚕 6g、蝉蜕 3g、姜黄 9g、生大黄 12g，共研细末和匀，分 2～4 次冲服。方中僵蚕、蝉蜕，升阳中之清阳；姜黄、大黄，降阴中之浊阴。一升一降，内外通和，而杂气之流毒顿消，有类青霉素之功效。

升降散，源于《万病回春》之"内府仙方"，清代杨栗山扩展用之。主治咽喉肿痛、大头瘟等，按原方比例配制。原书记载：病轻者，分 4 次服，每次服一钱八分二厘五毫（用冷黄酒 1 杯，蜂蜜 5 钱，调匀冷服）；病重者，分 3 次服，每次服二钱四分三厘三毫（黄酒1杯半，蜜7钱5分，调匀冷服）；最重者，分2次服，每次服三钱六分五厘（黄酒2杯，蜜1两，调匀冷服）。

附：升降散治疗IgA肾病案

患者，男，32岁。反复蛋白尿、血尿、咽痛1年余。查24 hPRO 3.6 g/24 h，Cr 127 μmol/L，UA 440 μmol/L，TC 5.38 mmol/L，TG 2.29 mmol/L。苔黄厚微腻，脉稍滑数。证属风湿伏肾，精微渗漏，治以透邪疏络，予升降散加减，方如下。蝉蜕、僵蚕、生大黄各9 g，生黄芪、金银花、赤芍各30 g，水蛭粉3 g，丹参、雷公藤、生甘草、荷叶、威灵仙各15 g。加减服药1年，咽痛消失，24 h尿蛋白定量降为0.66 g/24 h，UA 429 μmol/L，余降至正常。

（2）仝氏益气消水汤

【组成】生黄芪、泽泻、大黄。

【功效】益气利水通（肾）络。

【主治】肾性水肿。

【辨证要点】下肢水肿午后加重，小便量少，气短懒言。

【治疗要点】肢冷畏寒加制附片、干姜；大便稀溏加人参、炒白术。大黄重在通肾络，大便偏稀者仍可用，可改成大黄炭1～3 g。高度水肿，泽泻与茯苓同用，云苓可用30～120 g。

三、急性肾衰竭

通腑活血保肾脏[1]，星蒌桃核承气汤[2]；舌瘦苔光周身肿，猪苓[3]水热互结良。

注：[1] 通腑活血保肾脏：急性肾衰竭的治疗，常需通腑泻下，肠胃通则气血活。[2] 星蒌桃核承气汤：即星蒌承气汤、桃核承气汤。[3] 猪苓：即猪苓汤。

患者，男，58 岁。继往肾功能正常。此次因多发脑梗引发脑水肿，静滴甘露醇 1 周后诱发急性肾功能衰竭，肾功能示 Cr 159.1 μmol/L，BUN 19.1 mmol/L。症见嗜睡、面赤、头部汗多、口臭、便秘、尿黄，舌暗红苔黄舌下络瘀，脉弦滑。证属肾络瘀热，治以通腑活血泻热，方用桃核承气汤加减：桃仁 18 g、生大黄 30 g、玄明粉 15 g、桂枝 18 g、厚朴 18 g、枳实 18 g。水煎 300 ml，灌肠每日 1 次。至第 6 日，复查肾功能 Cr 88.4 μmol/L，BUN 5.1 mmol/L。

四、慢性肾衰竭

1. 辨治心法

温下大黄附子汤，温肾泻浊两不误。治水勿忘开鬼门，宣肺有助洁净府。水陆二仙涩蛋白，塞因塞用水肿除[①]。补气养血芪丹效，去宛陈莝水蛭图[②]。内外双清升降散，不给外邪留后路。化浊降逆小半夏，肾为胃关病呕吐。药浴打开第二肾[③]，中药灌肠排尿毒。

注：① 水陆二仙涩蛋白，塞因塞用水肿除：水陆二仙，即水陆二仙丹，组成为金樱子、芡实各等分，此方益肾固涩，减少尿蛋白而消肿，为塞因塞用之法。② 补气养血芪丹效，去宛陈莝水蛭图：黄芪、丹参、生军、水蛭，即为仝氏芪丹军蛭汤，为治疗慢性肾病之效方。③ 药浴打开第二肾：通过药浴，使皮肤排水排毒，故称皮肤为第二肾脏。

排毒大黄附子汤，补气黄芪蛋白匡；水蛭冲粉通肾络，丹参养血活血强。排水苓泽为要药，贫血二仙汤莫忘；骨碎补骨疗骨松，六君调脾中土旺[①]。尿霜发汗周一次，麻桂艾透芎姜良[②]。

注：① 肾有四大功能：排毒、排水、生血、壮骨是也。② 尿霜发汗周一次，麻桂艾透芎姜良：通过药浴排水排毒，每周 1 次，药浴方如下：麻黄、桂枝、艾叶、透骨草、川芎、生姜。

2. 方药运用

（1）仝氏芪丹军蛭汤

【组成】生黄芪30g、丹参15g、生大黄9g、水蛭粉3g（分冲）。

【功效】补气养血消蛋白、通络泻浊降肌酐。

【主治】治疗慢性肾衰之蛋白尿、血肌酐、尿素氮增高者。

【方义】肾病日久，肾气必虚，补肾之气，黄芪第一。肾之久病者，乃以黄芪为第一要药，其补气之力超过人参。故方中首用黄芪补气升阳固涩，配合丹参养血活血，水蛭通肾络，大黄为肾脏之引经药，通下泻浊。黄芪合丹参补气养血可消蛋白，水蛭合大黄通络泻浊可降肌酐。此方为慢性肾衰之基础方。

【治疗要点】蛋白尿明显者，可合水陆二仙丹；水肿明显者，可合五苓散；血肌酐、尿素氮较高者，可合大黄附子汤并加药浴；肾性贫血者，可合二仙汤；肾性骨病，可加补骨脂等。

附：仝氏芪丹军蛭汤加味治疗 IgA 肾病蛋白尿案

患者，男，30岁。血尿3个月，肾穿：IgA肾病，未用激素。查血生化：Cr 119 μmol/L，UA 440 μmol/L，TG 2.29 mmol/L，24 h尿蛋白定量2.60 g/24 h，体胖，舌黄厚腻质红，脉滑数。治以清热化湿，益气通络，予仝氏芪丹军蛭汤加味。生黄芪45g，丹参30g，生大黄9g，水蛭粉3g（分冲），川黄连9g，威灵仙30g，红曲6g，蚕沙15g，生姜3片。加减调治5个月，复查血生化：Cr 104 μmol/L，UA 398 μmol/L，TG 2.7 mmol/L，24 h尿蛋白定量0.38 g/24 h。

（2）水蛭：此药是肾病之要药，对减少蛋白尿、保护肾功能，有不可替代之作用。笔者常用水蛭粉3～6g冲服。长期服用，并未发现明显副作用。水蛭与大黄配伍，大黄不仅排毒，还是肾脏引经药；蛋白尿多者，配水陆二仙丹加黄芪；瘀血，配三七、丹参；水肿，配益母草、泽兰、泽泻。部分患者，不耐腥味，可装入胶囊服。

顽疾久病，必从络治；治络百药，水蛭第一。笔者曾以大黄䗪虫丸（熟大黄、土鳖虫、水蛭、虻虫、蛴螬、干漆、桃仁、苦杏仁、黄芩、地黄、白芍、甘草等）治疗脑动脉狭窄、冠状动脉狭窄、胆汁淤滞性肝硬化、慢性肾功能衰竭、糖尿病皮肤病变等，此即在久病治络理论指导下的异病同治。

3. 药浴

（1）**药浴之机制**：肺为水之上源，肾为水之下源。肾衰时排毒、排水障碍，可通过肺来代偿。尿毒症时，皮肤上有尿素霜，就是机体从皮肤排毒之明证。因此，药浴对尿毒症可起到辅助治疗作用。经常药浴可使患者皮肤营养得到改善而润泽。笔者曾测过尿毒症患者的汗液，肌酐为零，但尿素氮却和血中一致，说明通过出汗排水又排毒。

（2）**药浴之方药**：生麻黄、桂枝、川芎、生姜各 30 g，亦可加艾叶、透骨草。上诸药装入宽松纱布袋中，加水 5 000 ml，煎煮 30 min。将药汁连同纱布袋一同倒入放好热水的浴缸中，进行药浴，至周身微汗，出浴。盖被保暖，若汗继出，用吸管喝热水来补水。

药浴注意点：① 不可大汗，严防感冒；② 不可太频，1 周 1 次便可；③ 注意补水、保暖。

五、夜尿频多及前列腺疾病

1. 辨治心法　夜尿频多责老化，昼少夜多肾气虚。缩泉无力功能减，肾络瘀阻难化气。芪苓军蛭[①]为靶方，二仙水陆[②]酌情续。膀胱湿热通关丸[③]，瓜蒌瞿麦[④]重津虚。矾倍枯腺缩前列[⑤]，丹蒲橘柏散炎瘀[⑥]。

注：① 芪萸军蛭：即黄芪、山茱萸、生大黄、水蛭。② 二仙水陆：二仙，即仙茅、淫羊藿，针对阳关不足；水陆，水陆二仙丹也。③ 通关丸：滋肾通关丸，即知母、黄柏、肉桂。④ 瓜蒌瞿麦：即瓜蒌瞿麦丸，治疗肾气不化之下寒上燥而见口渴、小便不利。⑤ 矾倍枯腺缩前列：枯矾、五倍子，治前列腺肥大。⑥ 丹蒲橘柏散炎瘀：丹参、生蒲黄、橘核、盐柏，散瘀清热，治慢性前列腺炎。

2. 方药运用

（1）仝氏芪萸军蛭汤：老年人由于器官功能减退，肾小管功能也必然减退，表现为夜尿频多。高血压、糖尿病等都可加速肾小管功能减退。此病之核心病机是肾气不足，开合失司。予靶方仝氏芪萸军蛭汤。黄芪 30 g，山茱萸 15 g，生大黄 0.5 g，水蛭粉 1.5 g（分冲），肉桂 6 g，芡实 30 g，金樱子 30 g。一般 2 周左右见效，连服 4～8 周。

注：大黄，肾脏之引经药也，便秘则量大，无秘则量小。水蛭粉，通肾络之要药也。叶桂云"久病入络"，笔者加一条，谓"老病入络"也。老年之肾络，必有瘀滞，故用小量大黄和水蛭，目的是通肾络。欲较快见效，宜先用汤剂，见效后，为巩固疗效，可以此方 10 剂做成水丸或研细粉，1 次 6 g，1 日 3 次。

附：遗尿案

患者，男，45 岁。12 年前因畸胎瘤于腰椎 1～3 节行切除术。术后半年出现小便失控，且稍咳嗽大便即出，以致不敢外出，伴全身乏力，怕冷，胃胀。舌苔黄厚腻，舌底瘀，脉沉尺弱。诊断：遗尿。证属脾肾阳虚，开合失司。治以温补脾肾，益气固涩。予仝氏芪萸军蛭汤合水陆二仙丹加减。黄芪 60 g，山茱萸 15 g，黑附子 30 g（先煎 2 h），川桂枝 15 g，鹿角霜 15 g，芡实 30 g，金樱子 30 g。加减治疗半年余，小便失禁改善 80%，大便转正常，已能正常外出活动。

（2）仝氏枯倍散

【组成】枯矾6～9g、五倍子9g、山楂核15g、橘核15g、荔枝核15g、丹参30g、生蒲黄15g、三七6～15g。

【主治】前列腺增生，属痰瘀阻滞者。

【治疗要点】肾虚腰痛，加炒杜仲、淫羊藿；伴慢性前列腺炎，加土茯苓、黄柏、苦参。

附：仝氏枯倍散治疗前列腺增生案

患者，男，62岁。尿急、尿频2年余。B超：前列腺增生。前列腺大小49mm×50mm×56mm。证属下焦痰瘀阻滞。治以消痰化瘀散结，兼以补肾。方用枯倍散加味。枯矾9g，五倍子9g，山楂核15g，橘核15g，荔枝核15g，丹参30g，生蒲黄15g，三七15g，炒杜仲30g。服上方3月余，B超复查前列腺：36mm×40mm×45mm，尿频尿急明显改善，改水丸继服。

（3）仝氏前列清瘀汤

【组成】黄柏30g、生蒲黄15g、橘核9g。

【功效】清热燥湿解毒，行气化瘀。

【主治】急慢性前列腺炎。

【辨证要点】① 辨尿之寒热；② 辨痛之虚实；③ 辨阳痿之身心。

【治疗要点】会阴等疼痛加丹参30g；排尿扰乱加川萆薢30g，车前子30g；性功能低下加蜈蚣粉1.5g（分冲），川芎30g；小便混浊加苦参9g，土茯苓30g。

六、茎厥

茎厥，为阴茎突发厥冷、疼痛之病。类似虚劳之阴头寒，但茎厥偏于阴阳之气不相顺接之实寒，而阴头寒偏于"清谷、亡血、失精"之虚劳。茎厥之寒痛常突然发作，移时缓解，和阴头寒表现又有所不同。故茎厥用当归四逆汤，阴头寒用桂枝加龙骨牡蛎汤。

附：当归四逆汤治疗茎厥案

患者，男，46岁。阴茎前段（约1寸）突发厥冷，痛不可忍，茎色苍白。每月发作4～5次，每次持续4～5日。茎痛窜至小腹，双足大趾疼痛，伴腰酸，下肢乏力，排便无力。舌红苔黄厚腐腻，脉沉弱略弦数。诊断：茎厥。予当归四逆汤加减：当归、白芍、川桂枝、生甘草各15 g，细辛、橘核各9 g。服1个月后茎痛消失，茎冷1个月内只发作1次，1小时内缓解。继服巩固。

附：下焦病验案

犀角地黄汤加减治疗重症泌尿系感染案：患者，男，44岁。尿毒症合并泌尿系感染。症见发热寒战，体温40℃，烦躁谵语，上身红色丘疹，耳流大量黄水。苔黄厚腻，脉滑数。查尿常规：WBC 15×10^9/L，尿检大量霉菌，尿白细胞满视野。辨证为温毒上发。治以羚羊角粉6 g（冲服），牡丹皮、玄参、茜草根、重楼、地肤子各30 g，生地黄120 g，紫草24 g，赤芍、金银花、连翘、白茅根、芦根、白鲜皮各60 g，生石膏120 g、淡竹叶12 g。2剂体温复常，皮疹消退，诸症缓解。

当归贝母苦参丸治疗糖尿病合并反复泌尿系感染案：患者，女，56岁。2型糖尿病10年，反复泌尿系感染2年。症见腰酸痛，目涩口干，双手麻木，尿频，日间10余次，夜尿3次。舌暗红苔厚，脉弦。查FPG 11 mmol/L，2 hPG 15 mmol/L。尿常规：WBC 50u/L，RBC10 u/L。BMI 18.7 kg/m²。辨证为下焦湿热。治以当归15 g，浙贝母15 g，苦参30 g，黄柏15 g，知母30 g，桂枝15 g，花粉30 g，生姜3片。服药1个月后，尿频消失，夜尿1次。复查FPG 7.8 mmol/L，2 hPG 11.7 mmol/L，尿常规：WBC 25 u/L，RBC10 u/L。

龙胆泻肝汤加减治疗颅咽管瘤术后尿频、尿不尽案：患者，男，32岁。颅咽管瘤术后出现尿频、尿少、排尿不尽7日，伴双下肢水肿，口酸，自觉容易上火，鼻流黄涕，纳差，眠多，乏力，舌苔黄厚腐腻，脉沉略数。辨证为湿热下注。治以龙胆草30g，黄芩30g，滑石30g（包煎），生甘草15g，杏仁9g（后下），竹叶30g，五味子9g。30剂后尿频、尿少、排尿不尽感明显改善，双下肢水肿、口酸消失。

坎离既济汤合黄连阿胶汤加减治疗重症滑精案：患者，男，25岁。严重滑精2个月。10年前出现强迫症。近2月出现每晚滑精，全身乏力，终日卧床，重度焦虑，严重失眠，轮椅推来就诊。辨证为湿热伤阴耗气。治以知母30g、黄柏30g、生地黄15g、滑石30g（包煎）、生甘草15g、黄芪45g、山茱萸15g、炒酸枣仁30g、黄连6g、阿胶珠9g。治疗3个月，滑精痊愈，焦虑失眠明显改善，强迫症大减。

第二章

气血津液病

第一节　郁证

一、辨治心法

敛肺熄火则嗔满俱平，鲜究暴怒气炸肺；宣肺开郁则怨闷自消，怎奈胁胀总责肝。

注：叹气胸闷即是气郁，多由乎肺。胁肋胀痛每见双侧，奈何责肝？宣肺开气实为治郁一大法门。肺癌高发，亦多与肺气郁滞相关。

情结释放法和关注转移法，对治疗纠结性心理障碍都很重要。前者是挖到根源的"中心爆破"，后者是找到替代的"彻底放弃"。

抑郁和焦虑常常是委曲和低能的表现。排解只是治标，或调整心态，或消除委曲之由，或使其强大起来，方为治本。

郁和躁，是因为智慧不够或修养不够。前者是不知事情该怎么去做，后者是不肯吃亏。

（一）宣肺法

宣肺是郁证的重要治法。《素问·至真要大论》曰："诸气膹郁，皆属于肺。"肺主气，司呼吸。精神一郁，肺气先闭，膻闷郁闷、胁胀脘痞，由是而生。故治郁勿忘宣肺。麻黄、杏仁皆宣肺之药。生活中，唱歌是宣肺开郁最有效的方法。

（二）扶阳法

扶阳法是治疗抑郁症的重要方法，俗称"给一个太阳"。有报道称冬季抑郁症是缺乏阳光的缘故，所以常年在室内工作的人，尤其是体质较弱或极少参加体育锻炼的脑力劳动者，以及平素对寒冷比较敏感的人，比一般人更易患冬季抑郁症，其中女性患者是男性的4倍。故扶阳则阴霾自散，壮火则忧郁自除，临床常选择淫羊藿等药物温阳补肾治疗抑郁。

二、方药运用

（一）四逆散

四逆散是一张开郁的好方子。柴胡发散、升提，枳实降气，一升一降，分消郁气；白芍敛肝，合甘草酸甘化阴，以防肝气太过，化火伤阴。若肝郁化热，可加黄芩、夏枯草；郁久血瘀，加郁金、三七；木壅土郁，易枳实为陈皮，加香附、紫苏叶（取局方香苏散意）；胁肋胀痛，易枳实为青皮，加川楝子、橘络。

附：四逆散治验

患者，女，57岁。全身气窜20余年，气窜部位隆起，按之呃声连连，声高而长。既往有 2 型糖尿病病史，查 HbA1c：7.8%。舌暗苔黄腻，脉弦滑数。诊断：痞聚。治以疏肝解郁、清热化湿。方如下：柴胡 12 g，枳实 30 g，郁金 15 g，黄连 30 g，清半夏 30 g，瓜蒌仁 30 g，知母 45 g，钩藤 45 g，天麻 30 g，生姜 5 片。调治 2 个月，全身气窜减轻 70%，呃声大减。复查 HbA1c：7.1%。原方加广郁金至 30 g，减天麻至 15 g，加夏枯草 30 g，降香 30 g，川芎 30 g，天花粉 45 g，继续调糖治疗。

（二）仝氏光明丸

【组成】淫羊藿 15 g，人参 6 g，附子 9 g。

【功效】温补肾阳，消霾除郁。

【主治】抑郁症。

【辨证要点】情绪低落、心情抑郁，或心神不宁、烦躁欲哭等辨证属郁证者。

【治疗要点】失眠加酸枣仁、首乌藤；心烦不眠甚加黄连温胆汤；阴虚火旺加黄柏、知母、生地黄。

【方义】光明丸取"此心光明，夫复何求"之意，阳明之语，乃治抑郁之大法也。方中以淫羊藿、附子培补命火，人参大补元气。抑郁如同阴霾，光明一出，阴霾自散。

（三）柴胡

柴胡为辛散之要药。3～9 g 升陷，9～15 g 升郁，15～60 g 解热。配升麻、葛根升陷；配香附、郁金开郁；配黄芩、夏枯草清肝；配桂枝、麻黄解热。小柴胡汤，和解少阳之经，大柴胡汤通泄少阳之腑。以其辛散、向上、向外，故小剂量升提，中剂量开郁，大剂量解热。

第二节　火郁证

一、火郁总括

火郁非实又非虚，体热散发出问题。舌不真红肤不热，皮似火燎痒疮起。炎上咽喉甲七窍，反复出现久不愈。气遏外周开鬼门，枢纽因除自奋蹄。

注：火郁之火，阳气也，机体代谢产生之热能也。阳气，随脾胃气机升降，向外发散。若中焦脾胃气机升降失常，则可导致火郁之病。火郁既非实火也非虚火，故舌不红、肤不热（自觉皮肤灼热但扣之不热）。火郁在表，则皮似火燎、瘙痒或疮疡；火郁在上，则或为咽炎、唇炎、舌炎、口腔炎，或为鼻炎、耳炎、结膜炎，或为甲状腺炎、淋巴结炎等。火郁的特点常是长期不愈，反复发作。因火郁为中焦枢纽失常，阳气郁遏外周所致。故治疗遵循《素问·六元正纪大论》之"火郁发之"，以发散解郁、恢复中焦气机为原则。

二、火郁之病因

火郁的病因分为两类：第一类为阳气遏型火郁证，由脾胃壅滞，阳气被遏（阳气相对不足），郁于体表或上焦；第二类为阳气虚型火郁证，由脾胃虚弱，阳气无力散发（阳气绝对不足），郁于体表或上焦。

三、辨证要点

火郁之辨证要点：烫（自觉）而不热（他觉）[①]；炎而（舌色）不红[②]；百治不效[③]；反复长期[④]。

简而言之，即"三个百"：扪之烙手百无一见；百治不效；百日不愈。

注：① 烫（自觉）而不热（他觉）：自觉灼热，但扪之多不热；② 炎而（舌色）不红：内有火郁，但舌质不红；③ 百治不效：即按实火治不效，按虚火治也不效，百治不效，是重要的辨治要点；④ 反复长期：长期不愈，反复发作，这也是火郁的辨治重点之一。

四、火郁的治疗

（一）辨治心法

升阳散火①为通治，气虚补中益胃齐②。识得治火个中味，别赏一番新天地。

注：① 升阳散火：即升阳散火汤，此方为火郁通治之方。② 气虚补中益胃齐：补中，即补中益气汤；益胃，即升阳益胃汤。升阳散火汤、升阳益胃汤、补中益气汤，此三方为李东垣治疗火郁之效方，简称"东垣三方"。

（二）"东垣三方"

1. 升阳散火汤 升阳散火汤是治疗慢性咽炎和感觉神经障碍的效方，为阳气遏型火郁证的代表方。过食寒凉或木郁土壅，胃阳被遏，阳气不能发散，或向外郁于体表，或向上郁于咽喉。笔者用东垣升阳散火汤，一是治疗糖尿病以四肢、胸背发热为表现的末梢感觉神经障碍，二是治疗火郁所致的慢性咽炎（似咳非咳，似痰非痰，咯声不断），诸法不效者，疗效显著。

附：升阳散火汤治验

升阳散火汤治疗糖尿病周围神经病变：患者，女，55岁。双下肢烧灼感8年，伴大腿根部刺痛，静坐时明显，惧怕穿衣，夜间不能覆被，坐立难安，常以冰袋敷于下肢。舌淡苔白，脉沉细略弦数。诊断：火郁证。证属阳气郁遏。火郁发之，予升阳散火汤。柴胡9g，升麻6g，防风9g，羌活15g，独活30g，葛根30g，生甘草9g，炙甘草9g，白芍30g，党参15g。1个月后双下肢灼热减轻50%，刺痛减轻60%。继加减调理愈。

升阳散火汤治疗慢性咽炎：患者，女，45岁。慢性咽炎病史5年。刻下：咽干、咽痒、咽灼痛、异物感，欲咳不出，干咳频频，劳累或闻异味后加重，影响工作和睡眠，伴鼻塞，口干口苦，舌暗红，苔薄黄，脉弦细。诊断：火郁证，火郁发之，予升阳散火汤加减。葛根30g，升麻6g，柴胡9g，羌活12g，独活15g，防风9g，西洋参6g，白芍14g，生甘草6g，炙甘草6g，桔梗15g。服14剂后，咽部症状明显减轻，夜间安睡。

升阳散火汤加减治疗火郁案：患者，女，61岁。症见咽干、咽部异物感，伴耳鸣，口苦，急躁易怒，自觉眼耳鼻出火，上半身窜痛，日脱肛2~3次。舌红苔黄厚腻底滞，脉细弦沉弱。葛根30g，升麻9g，柴胡9g，羌活9g，独活15g，防风9g，淫羊藿15g，枸杞子15g，党参15g，黄芪30g，鸡血藤15g，生姜15g。28剂后咽喉异物感及眼耳鼻出火减60%，急躁易怒、口苦及上半身窜痛症减80%，调方继服。

2. 补中益气汤 为阳气虚型火郁证的代表方。

3. 升阳益胃汤 介于两者之间，虚实夹杂，属阳气虚而湿热郁遏型火郁证。

附：升阳益胃汤治验

升阳益胃汤治疗血管炎案：患者，女，46岁。四肢、腹部发热感9个月，关节受凉即疼痛难忍，夜不能寐，夜重昼减。西医诊断：血管炎，予激素及免疫抑制剂治疗效果差。刻诊：气短乏力，纳差，苔厚腻，脉略滑偏弱。诊断：火郁证。证属气虚湿遏，治以益气化湿散火。方如下：党参9g，炒白术15g，生甘草15g，云茯苓15g，清半夏15g，白芍15g，黄连6g，泽泻15g，羌活15g，独活15g，生黄芪20g，柴胡9g，防风9g，生姜3片，大枣3枚。服6剂后，热除痛止，激素撤掉。

4. "东垣三方"鉴别要点 升阳散火汤、升阳益胃汤、补中益气汤,三方均治火郁,只是脾虚之程度不同而已。升阳散火汤,脾胃气虚程度较轻,胃阳被寒凉抑遏,而成火郁,以四肢发烫(自觉发烫,扪之未必烫)为辨证要点;升阳益胃汤,脾虚程度较前方为重,脾湿胃热,以四肢发烫、苔黄厚腻为辨证要点;补中益气汤,中气下陷,以小腹坠胀、周身发热为辨证要点。如何辨识脾虚程度,临床上除一般性的脾虚症状外,笔者常以舌体为界定依据。舌胖即是轻度脾虚;舌胖大伴明显齿痕即是中度脾虚;舌胖大齿痕加小腹下坠,即是中气下陷。

第三节　络病

一、辨治心法

络居脉周,无病不显;细络如网,络滞轻浅;脉粗曲黑,络瘀显见;细络断线,络闭点点。

二、治络要点

络滞轻浅,芎降①走窜。络瘀桃红②,活血去黏。络闭病深,化瘀蛭三③。香药挥发,煎煮宜短;水蛭打粉,煎煮效减。

注:① 芎降:川芎、降香。② 桃红:桃仁、红花。③ 蛭三:水蛭、三七。

三、查舌下络脉辨血瘀程度

血滞、血瘀、血闭,是瘀血形成和发展的三个阶段,通过诊查舌下络脉便可知。血滞，在舌下主干静脉的两旁，有许多散在的细小络脉，暗红色；血瘀，是舌下主干静脉增粗、迂曲、发黑；血闭，是在血瘀基础上，舌下主干静脉两旁之络脉成串珠样，舌底衬紫。

第四节 癥瘕

一、淤、瘀、闭、结

淤、瘀、闭、结，是瘀血类疾病的发展过程。行血、活血、化瘀、破瘀、消癥，是根据血瘀的发展程度而定的治则。行血，川芎、降香之类可也；活血，桃仁、红花之类可也；化瘀，三七、生蒲黄之类可也；破瘀，水蛭、地龙之类可也；消癥，穿山甲、皂刺之类可也；莪术、三棱，即可破瘀，又可消癥。

二、癥瘕要药——莪术

莪术是活血破瘀散结之要药。凡长期抑郁，男子多病肝胃，女子多走三联（甲状腺、乳腺、子宫或卵巢）。笔者用莪术治疗肝硬化、肝癌、胃癌、食管癌、子宫肌瘤、子宫内膜异位症、甲状腺瘤、乳腺增生等。用量常为 30～120 g。破瘀，配三棱；化瘀，配三七 9～30 g；解郁，配郁金；肠胃瘀血，配生大黄。

三、脂肪瘤

治脂肪瘤，可在苍附导痰汤基础上，加生薏苡仁 60～120 g，浙贝母 30 g，效果很好。更简单的办法，是每日早上喝薏米粥一小碗。连服3～6个月，可消除或大大缩小脂肪瘤。

附：癥瘕积聚验案

干蟾皮、刺猬皮治疗胃癌术后瘢痕案： 患者，男，60岁。半年前因胃癌切除2/3胃体，术后2个月刀口处瘢痕逐渐增大变硬，约5 cm×10 cm，硬如钢板，伴脘痞硬痛。治以酒大黄6 g，黄连15 g，生薏苡仁120 g，炒白术30 g，干蟾皮9 g，刺猬皮15 g，三七30 g，莪术30 g，生姜3片。同时配合六味地黄蜜丸含化。加减治疗半年余，上腹部钢板样硬结完全化开，腹部变软，手术瘢痕缩小至2 cm×4 cm。

苍附导痰汤加减治疗巨大脂肪瘤案： 患者，男，56岁。颈肩部多发巨大脂肪瘤11年，呈团块状分布，大者约20 cm×30 cm，质韧，多方治疗罔效，后行脂肪瘤切除术治疗。2006年术后复发。舌细颤，苔白厚腐黏腻，舌底稍红，脉涩弦偏数。此系痰核，治以苍附导痰汤加减。苍术30 g，香附15 g，陈皮30 g，清半夏30 g，浙贝母30 g，生薏苡仁120 g，莪术30 g，三七15 g。加减守方4个月，脂肪瘤明显缩小，质地变软。

第五节　湿病

一、湿病总括

（一）内湿、外湿辨别

湿邪为病，亦有外湿、内湿之分。治外湿，但加强排湿而已，重在清利，六一散加金银花。治内湿，当分在肾在脾。在肾，渗湿（如云茯苓）、利湿（如泽泻）；在脾，化湿（如佩兰）、燥湿（如苍术）。

（二）从舌苔辨治湿、痰、浊心法

细腻为湿腐为浊[①]，腐腻之间辨为痰。湿用化燥淡渗利，腐用消食保和丸，阴盛为饮苔白腻，阳盛为痰从热辨。兰苍曲蚕②化浊饮，脂浊大黄生山楂。细腻化湿腐化浊，腐腻为痰二陈夸。

注：① 细腻为湿腐为浊：舌苔细腻辨为湿，舌苔腐腻辨为浊。② 兰苍曲蚕：佩兰、苍术、神曲、僵蚕。

（三）湿、浊、淤、痰、瘀之取类比象

正常的体液是流动的、清爽的，像一条清新的河流。当雨水过后，水多了，这就好比湿。倘若雨水卷进来很多泥沙，这就好比浊。许多浊物沉到河底流动缓慢，这就好比淤。淤的底下就是泥，泥就好比痰。痰的底下就是更坚硬的泥，其硬度已接近河床，就好比瘀。

（四）以茶祛湿

笔者在南京读博期间患暑湿的案例："1988 年 8 月 18 日。时值长夏，阴雨连绵。苔白厚腻，食欲不振。腹无胀痛，二便自调。此暑湿困脾。新鲜绿茶一两，浓浓三杯，小溲渐多。翌日，湿祛苔净食增。"此以茶当药治病之例也，但用量需足。

二、湿热

（一）湿热总括

舌红黄腻湿热共，四焦定位在辨症①。顶焦首沉重如裹，上焦胸闷桑拿蒸②，中焦脘痞无食欲，下焦溲黄黏浊成。燥渗化利除湿法，要在全力把热清③。水分无多热仍旧，湿热化燥必伤阴④。倘若舌淡苔黄腻，益气健脾可收功⑤。

注：① 四焦定位在辨症：通过辨症状来定位。② 上焦胸闷桑拿蒸：上焦湿热，犹如桑拿蒸般。蒸桑拿时，电把石头烧红，然后往石头上泼水，整个桑拿房湿热弥漫。③ 要在全力把热清：治湿热，要旨不在利湿，而在清热也。④ 水分无多热仍旧，湿热化燥必伤阴：体内水本不足，兼有湿热，则易化燥伤阴。⑤ 倘若舌淡苔黄腻，益气健脾可收功：舌苔黄腻，必参舌色。若舌红或赤，真湿热也，大力清热除湿可也。若舌淡红或淡，脾虚或气虚，水湿不运，蕴而化热，假湿热也。此时，清化湿热为治标，益气健脾为治本也。

（二）湿热伤阴机制

为什么有的患者可见湿热伤阴，而有的却长期但见湿热而无伤阴？因为水为江河，运营排废。遇寒则凝滞，遇热则蒸发。蒸发，则湿热成矣。故曰："有水无热但为水，有热蒸腾湿热成。"然，被蒸发者何？水也。故湿热越盛，水分越少，此湿热伤阴之常理也。凡但见湿热而不伤阴者，体内水分本自过多也。

（三）湿热辨治心法

水，若无热，即不化气亦不成湿。故治湿热，要旨不在利湿，而在清热①。若水本多余，清热必加利湿；若水本不足，清热必兼护阴。在清热基础上，顶焦多用风药，风能胜湿，如羌活胜湿汤；上焦多用渗湿，如五苓散类；中焦多用芳香化湿醒脾之药，如藿香正气散；下焦多用利湿泄浊之药，如八正散。

注：① 故治湿热，要旨不在利湿，而在清热：有患者服清利湿热药年余，但舌苔黄厚腻依旧者，何也？在于清热不足。热清，则水自为水，不蒸发水而成湿热矣。

辛开苦降，为治疗脾胃湿热的重要治法，以黄连、生姜为代表，临床常见苔腻、便黏、食欲不振等症状。诚如清代温病学家吴塘所言："非苦无能胜湿，非辛无能通利邪气""苦与辛合，能降、能通"。此时用黄连以 1.5 g～6 g，生姜 10～15 g 为常用量。

三、寒湿

寒湿，犹如水边的苔藓。凡苔藓长得好的地方，一定是不见或少见太阳的地方。换句话说，就是阴暗、潮湿、寒冷、没有阳光的地方。舌苔白厚如积粉，是典型的寒湿，"但见一证便是，不必悉具"。怎么治呢？给足阳光，苔藓自除。当然还要配合利湿。自然界的许多规律，同样也适合于人体，这就是中医取类比象的道理。

另外，传统上认为"通阳不在温，而在利小便"是湿热治法，但笔者认为亦是寒湿治法，如宣上渗下、分消走泄、调畅三焦等。具体而言，白腻苔或水滑苔者，可以直接温化，兼以利湿渗湿；罩黄腻苔，有化热倾向者，以利湿渗湿为主，佐以清化。

四、风湿

痹之所患，湿不必参；而痹之所成，湿必存焉。经络之风湿如此，脏腑之风湿亦如此。治之之法：湿在经络，发汗为主，渗利次之；脏腑风湿，渗利为主，发汗次之。经络脏腑之湿共存者，分消走势。

经络之湿，有皮肌筋节之辨；脏腑之湿，有顶上中下（四焦）之分。但湿在经络，总由汗法，透邪外出，恢复腠理排汗之常态；湿在脏腑，总由渗利，除湿调脏，杜绝产湿之根源。湿为水之轻，水为湿之渐。但湿久黏滞，水久混浊。治久存之水湿，发汗则微微似欲汗出，黏滞之湿方随汗出；消水则缓慢渗利，混浊之水方从溲泄。

风药胜湿动散升，辛温解表加辛平。郁火升阳散火汤，气陷升举寻补中。带疹泄泻风胜湿，闭壅入络风药动。借助风性治难病，道法自然理亦同。

五、脏腑风湿

脏腑风湿，即为发于脏腑的"风湿病"。风寒湿邪，或通过侵袭五体而传变入里，或通过口鼻等官窍而直接侵袭入里；久而风寒湿邪凝聚潜藏，与痰瘀互结，盘踞脏腑，形成"伏邪"，进而导致机体免疫紊乱，或成毒、成瘤，甚至成癌。后值外邪引动而使病情反复发作，缠绵难愈。

脏腑风湿类疾病，在其发病初始或慢性阶段的急性发作期（复感），可以有发热。这是正邪交争的表现，为透邪之机。但疾病总的趋势，始终是沿着寒湿瘀阻脉络演变和发展。如慢性阻塞性肺疾病、慢性肾小球肾炎等因外感后加重等。它和伏气温病的最大区别在于：伏气温病，是以发热为主线，炎症的部位就在发病之脏腑，热毒、火毒由里向外扩散，如慢性胆囊炎的急性发作。脏腑风湿类疾病，当加上一个时间轴，寒湿瘀阻的主线就清晰了。而伏气温病的本质为内在之火毒爆发、外发。

脏腑风湿学说，一方面可以指导脏腑风湿病（如哮喘、风湿性心脏病、慢性肾小球肾炎等）的辨证和治疗；另一方面也可以指导以风寒湿邪为起因或加重因素的一类疑难疾病的辨证和治疗。

以皮肤科疾病为例，皮肤为调温之器也，热量或散或存；亦为调湿之器，水分或聚或散。皮肤更是气血之外华，脏腑之外藩。因此，笔者认为客于皮肤之外邪，病久鲜有不影响脏腑气血者；反之，脏腑之久病，亦鲜有不波及皮肤者。脏腑风湿理论治疗难治性皮肤病总结为：开腠理以散郁热，通皮络以行瘀毒，调脾肾以消痰湿。内外并治，虚实两顾，寒热共用，分消走势，阶段序贯，三表同调。这是用脏腑风湿理论指导疑难杂症的范例。其他各个学科，都可以参照这样的思路，尝试从脏腑风湿角度分析自己学科中从发生到发展与风寒湿邪密切相关的疑难病，尝试用疏风、散热、透表、启玄、清络、散瘀、温阳、散寒、通经、润燥、补中、升阳、除湿、化痰、宣肺、布津等各种手法，治疗脏腑风湿病及与风寒湿邪密切相关的疑难杂症。例如麻黄升麻汤，此方可治喉癌、肺癌、胃癌等脏腑风湿类疾病（方歌：麻黄升麻汤桂枝，太阳阳明太阴施。膏知芩升阳明清，甘姜苓术太阴治。归芍天葳调津血，哽咽唾脓利不止。笔者编）。这将为我们面对中西医都感到棘手的一类疾病时开启更宽阔的视野。

第六节　燥病

辨治心法

燥为空气水少，然分凉燥温燥。温燥热多水少，身觉烘热，更年期多见，养阴清热为治疗大法，当归六黄汤类恒效。凉燥冰伏热少，身冷皮燥，四肢燥痹多见，温阳化气为治疗大法，乌头桂枝汤类恒效。笔者常见有治四肢燥痹（凉燥）者，不问燥由何来，一概养阴。殊不知病不在水少，而在冰多热少，热不能化水气而燥病成矣。

注：在内生燥病中，分温燥、凉燥两类。温燥，为热多水少，养阴清热为治疗原则，治以当归六黄汤；而凉燥，为阳气不足，冰伏热少，冰不化水，虽亦表现为燥，但不缺水，故不宜养阴，而以温阳化气为治疗原则，治以乌头桂枝汤（桂枝汤加乌头、白蜜）。临床常有医者遇四肢发凉、皮燥之凉燥病，一概治以养阴，南辕北辙也。

附：凉燥治验

黄芪桂枝五物汤合升阳益胃汤加减治疗糖尿病周围神经病变案：患者，女，63岁。2型糖尿病8年余。刻下：自觉眼干、口干、皮肤干燥，伴四肢指端发凉、麻木、疼痛，自觉发热，汗多。舌淡苔腻，脉沉弱。外院诊断排除干燥综合征。诊断：凉燥，治以通阳化气。葛根30g，桂枝15g，白芍15g，黄芪45g，党参15g，炒白术15g，黄连6g，清半夏9g，陈皮9g，茯苓15g，泽泻15g，防风9g，羌活15g，独活15g，柴胡9g，鸡血藤15g，首乌藤15g。加减4个月，除口干外，麻木疼痛均减，其余干燥症状消失。

黄芪桂枝五物汤加减治疗系统性硬化病合并干燥综合征案：患者，女，57岁。双上肢皮肤发硬冷痛10年余，伴眼干、口干不欲饮。舌体僵硬干红无苔，脉沉细。外院诊断：系统性硬化病，干燥综合征。诊断：凉燥，治以温阳通络。黄芪30g，桂枝9g，白芍30g，太子参12g，黄精15g，南沙参30g，麻黄6g，淡附片9g（先煎），细辛3g，鸡血藤30g，水蛭9g，土鳖虫9g。加减服药半年皮肤变软。此后2年秋冬季服水丸2个月，现双上肢关节活动正常，表情自如，舌体灵活。

雷诺现象治验：患者，女，36岁。既往有雷诺现象4年，症见手足怕冷怕风，颜面、手面浮肿，周身皮肤干燥，心慌，左侧肢体麻木。舌淡苔白，脉细弱。辨证为凉燥，治以温阳散寒，益气活血，予大乌头煎合黄芪桂枝五物汤加减治疗。制川乌60g（先煎8h），黄芪60g，桂枝45g，白芍45g，鸡血藤60g，羌活30g，炙甘草15g，生姜5片。服上方1个月，雷诺现象减轻50%，左侧肢体麻木好转。原方制川乌加至120g，继服1个月后症状基本消失。

第七节　水肿

方药运用

（一）育阴清利饮

【组成】猪苓60g、泽泻30g、生牡蛎30g（先煎）、生地黄

30 g、黄连 6 g。

【方歌】育阴清利饮生地，猪泽黄连生牡蛎。

【主治】原有水肿（肾病、心衰、肝病等）基础上合并感染，热病伤阴，水热互结。细胞外水钠潴留，细胞内水分不足。

【辨治要点】下肢或全身水肿，或胸腹腔大量积液，舌红苔少或光苔，脉细数或滑数。

注：此方与猪苓汤适应证相类似，但猪苓汤清热不足，且阿胶偏于养血，育阴不及生地、生牡蛎。

（二）水肿开壅

笔者治顽固性水肿常加提壶之药，在阳明腑实加升提之药，在中气下陷加下沉之药，在经络壅塞加通腑之药，在脏腑壅塞加经络之药。其意全在以药引子开壅，打破僵局。

附：水肿验案

当归芍药散加减治疗更年期水肿案：患者，女，48 岁。下肢中度凹陷性水肿、眼睑水肿半年余。夜尿每晚 2 次，烘热盗汗，心烦易怒，舌质红边有齿痕，舌尖芒刺色红，脉弦。辨证为血水不利，阴虚火旺。治以当归 30 g，白芍 30 g，茯苓 60 g，生白术 30 g，泽泻 30 g，川芎 15 g，牡丹皮 15 g，生黄芪 30 g，制首乌 15 g。14 剂水肿消退，盗汗消失。因仍有烘热、汗出、心烦等症，易当归六黄汤后消失。

温阳利水治疗水肿案：患者，女，27 岁。颜面及双下肢水肿半年余，按之凹陷，伴月经量减少。舌细颤齿痕苔厚舌底络脉瘀滞，脉沉细弦尺弱。予黑附子 30 g（先煎），红参 15 g，川桂枝 30 g，艾叶 30 g，益母草 120 g，泽兰 30 g，泽泻 30 g，淫羊藿 30 g，枸杞子 15 g，生黄芪 30 g，生姜 5 片。服药 1 周后水肿大减，但致月经漏下不止。去益母草继服，漏止（注：益母草小剂量 15～30 g 活血利水，大剂量 30 g 以上破血逐瘀，经期用量宜慎）。

肝癌晚期大量腹水案：患者，男，60 岁。1 年前诊为肝癌晚期。3 个月前出现大量腹水伴双下肢高度水肿，用利尿剂效果不佳。刻下：肝区胀痛，腹大如鼓，查移动性浊音阳性，面色晦暗，大便不成形。苔黄腻，脉弦滑数。查 AFP 473 μg/L。诊断：水肿，癥瘕。证属肝癥络闭，血阻水停，正气不足。治以化瘀消癥，通脐活血，益气利水。予商陆 15 g，云茯苓 120 g，莪术 60 g，三七 30 g，茵陈 45 g，赤芍 30 g，丹参 30 g，酒大黄 6 g，泽兰 30 g，泽泻 30 g，生黄芪 45 g。服半月后，移动性浊音消失。此方加减继服 2 个月，腹水及双下肢水肿消失。复查 AFP 降至 186 μg/L。

第八节　自汗、盗汗

一、辨治心法

表虚自汗桂枝（汤）宏，当归六黄盗汗灵。敛汗诸药谁最圣，龙骨牡蛎煅收功。

二、"敛药"应用心法

敛药收涩味多酸，精芡气萸龙牡汗。果尿枣神乌梅津，心五肺诃白芍肝。敛即扶正减渗漏，收涩太过反缠绵。

注：敛精芡实，敛气萸肉，敛汗龙牡，敛尿白果，敛神枣仁，敛津乌梅，敛心五味，敛肺诃子，敛肝白芍。

三、敛药之牡蛎

牡蛎，生用养阴，煅用敛汗。甘寒养胃阴，北沙参、天花粉之属；咸寒滋肾阴，生龟甲、生鳖甲、生牡蛎之属。笔者一般用量在 30～120 g，未见副作用。煅牡蛎为敛汗之要药，凡虚汗，皆可用之。临床常与煅龙骨同用。轻汗，煅龙牡各 30 g；中汗，各 45 g；大汗，各 60～120 g。

第三章

虚劳及老年病

第一节　虚劳

一、弱与虚辨

弱是平衡低水平，虚是失衡弱一方。调弱阴阳同时补，调虚补弱要抑强。

注：人之体质，有强有弱。强壮未必长寿，纤弱未必短寿。弱与虚不同。虚为病，病宜补；弱为质，质宜从。所谓从者，顺其自然也。由是而知，虚与弱自当辨识，补药有当用不当用之别也。弱有的时候体现的是一种弱平衡，即阴阳虽处较低水平，但却是平衡的。虚更多体现偏盛关系中弱的一方，其前提是不平衡。弱是平衡中的虚，虚是不平衡中的弱。治之弱，常需阴阳兼顾；治之虚，则当纠偏以达阴阳之平衡。

二、虚不受补论

虚不受补者，皆非纯虚证，或虚实夹杂，或寒湿化热，或寒湿成瘀，或由郁火，或由脾弱。郁火即伏火，清之难祛，泻之反藏，稍补即发，或咽痛，或牙痛，或口舌生疮，或便结，或眼屎，或耳闭。凡此种种，宜用清宣透热之法，葛根、升麻、柴胡、金银花、菊花、薄荷之属。宜先清后补，或边清边补。脾弱者，健脾开胃，增一分胃气，进一分补药。此时，补药用量，宜小递增。

三、慢病调补论

慢病之亏，气血阴阳耗而渐亏，补亦需缓（"七年之病，求三年之艾"）。此时，骤补或过补，机体难以接受，轻则"上火"，重则损命（"久而增气，物化之常也；气增而久，夭之由也"《素问·至真要大论》）。反之，骤亏之虚，则宜速补。由是而知：慢亏虽大虚不宜骤补，骤亏虽欲脱所当急固。

岳美中创立六种补益法：平补如薯蓣丸，虚劳诸不足；调补如资生丸，脾胃虚弱，胀满泄泻；清补如叶氏养胃汤，温热病后，津液耗伤；温补如全真一气汤，五脏阳虚，元真之气消亡；峻补如当归生姜羊肉汤，垂危极虚，非血肉有情之品或大剂汤液不能挽回者；食补如扁豆红枣粥，病后阴血不足，运化吸收功能低下者。

四、补阴

流动交换阴血津，血脉津外（细胞外液）内（细胞内液）为阴。咸寒滋肾三甲复，甘寒养胃沙麦冬。六味地黄肾阴虚，血虚四物心脾生。急性失血当急固，归少芪多力最雄。急性伤津速补液，伤阴骤补水漫停（内旱外涝）。阴虚阳竭需固脱，阴虚阳越水潜龙。

注：脉中为血，细胞之外为津，细胞之内为阴。甘温之四物汤、当归补血汤补脉中之血；甘寒之沙参麦冬汤益胞外之津；咸寒滋肾之三甲复脉汤滋胞内之阴。急性伤津，快速补津补液（细胞之外津脱）即可，

而若急性伤阴，仍以快速补液治之，但补津而不补阴，结局则为内旱外涝，细胞内之阴仍亏，而细胞外之津则泛滥。阴虚阳竭需固脱，阴虚阳越则需滋阴潜阳。

五、补肾

（一）辨治心法

肾为先天后天补，脾胃资生①肾自强。年老肾气虚损渐，阴阳通补选地黄②。阴虚阳亢知柏地③，阳虚阴盛参附汤。阴中求阳附子桂④，阳中求阴左归良。主骨生髓通颅脑，通补之外专补方⑤。补骨骨碎疗骨松，鹿茸牛髓充脊梁。五子衍宗盈根脉，命门火衰二仙汤。补气养血通肾络，性长命长老而康。

补肾之元，紫河人参；旺肾之火，仙茅仙灵。温肾之阳，附子肉桂；枸杞熟地，填肾之精。强肾之脊，牛髓鹿茸；鳖甲龟板，养肾之阴。壮肾之骨，骨碎补骨，活肾之巧，牛膝杜仲。降肾之火，知母黄柏；伏肾之水，泽泻茯苓。排肾之毒，麻黄（发汗）大黄（导泻）；金樱芡实，摄肾之精。

注：① 资生：资生丸。② 地黄：地黄饮子。③ 知柏地：知母、黄柏、生地黄，即坎离既济汤。④ 附子桂：桂附地黄丸。⑤ 通补之外专补方：补肾分通补与专补（见下文）。

（二）通补与专补

补肾需分通补专，通补肾气八味丸。附子熟地为纲药，专补当分精髓干。补精枸杞淫羊藿，补髓鹿茸配龟甲。胞虚阿胶紫河车（或代用品），骨碎补骨填充干。

注：补肾分通补与专补。通补予肾气丸。专补又分补精、补髓、补

骨等，枸杞子、淫羊藿补精；鹿茸、龟甲、牛髓补髓；骨碎补补骨；阿胶、紫河车补胞虚。

（三）水火辨识

壮水之主，要在一缓字，制阳光不可短程；益火之源，要在一急字，消阴翳分秒建功。

> 问：交泰丸、知柏地黄丸、天王补心丹、黄连阿胶汤如何辨识及用
>   法差异之。
> 答：水火不交未济济，引火归源交泰丸。潭热龙躁凉肾水，潜龙知
>   柏地黄圆。心阴亏损心动悸，肾水暗耗躁难眠；天王补心平悸
>   动，黄连阿胶除躁烦。

（四）方药运用

1. 仝氏肾巧作强汤

【组成】怀牛膝、炒杜仲、金毛狗脊。

【功效】活肾之巧（"肾者作强之官，伎巧出焉"《素问·灵兰秘典论》）。

【主治】腰肌劳损、腰椎间盘突出症、腰椎骨质增生等引起的腰膝酸痛、俯仰不利。

【辨证要点】缓慢活动后腰痛减轻。

【治疗要点】腰膝冷痛甚者加制川乌、独活、鸡血藤。

2. 仝氏填精益髓汤

【组成】鹿胎膏、阿胶、紫河车。

【功效】大补精血，益髓充督。

【主治】小儿五迟、五软，妇女产后精血亏虚，老年脑髓空虚。

【辨证要点】羸弱，或贫血，或行迟、腰脊无力。

【治疗要点】① 食欲不佳，需开胃进食。② 本方尤其适合制成膏方。

3. 仝氏三子固精汤

【组成】菟丝子 15 g、金樱子 15 g、韭菜子 9 g。

【功效】温肾固精。

【主治】阳痿、早泄、蛋白尿。

【辨证要点】腰膝酸软，性冷精稀，或尿中多泡沫。

【治疗要点】阳痿早泄加淫羊藿、川芎、蜈蚣粉；蛋白尿加黄芪、水蛭粉、生大黄；腰痛加炒杜仲、桑寄生、川续断。

六、性长命长论

大家很熟知的一个词：性命攸关。性和命怎么攸关？性长命长，性短命短也。可见，性能力的持续时间，可以预见其寿命。还有一点，性欲强的人，创造力强，智商高，魅力大……这一切都说明：无论男女，从提高性能力、延缓性早衰入手，是延缓衰老、延年益寿的有力抓手。以淫羊藿为代表的一类药物，正是从这个点切入健康的。神经-内分泌-免疫（NEI）网络的抗老化、调平衡，可以解决诸多当代复杂病、疑难病。

附：阳痿案

患者，男，46 岁。阳痿 2 年。脑出血后出现阳痿，伴左侧肢体活动不利，语言謇涩，记忆力下降，夜尿频数。既往有高血压、糖尿病肾病史。血压控制不佳，肾功能轻度损害。舌暗红苔厚舌下络脉瘀滞，脉沉。治以补阳还五汤加减：黄芪 120 g，赤芍 30 g，川芎 15 g，地龙 30 g，当归 30 g，生大黄 3 g，水蛭粉 3 g。间断服药 200 余剂，阳痿治愈。诸症改善，肌酐复常、血糖血压控制良好。

七、灸法补虚

笔者曾治一例恶性淋巴瘤化疗后患者。化疗后白细胞降至 1.7×10^9/L，嘱其用买来的艾灸器，加姜片，隔姜灸神阙、关元、气海、足三里，每次 40 min，15 次为 1 个疗程，连做 6 个疗程。灸后第 4 日，白细胞恢复正常。6 个疗程结束后，20 多年之鼻炎、易感综合征痊愈。可见，针对虚寒之慢性鼻炎、易感综合征、肿瘤化疗后，灸法有效。

第二节　老年病

一、衰老

衰老渐至，虚象鲜有骤现；调补脾肾，还当四十着手（年四十，而阴气自半也）。

幼为纯阳，气满于踵，故以掌走路①。及至老耄，阳气式微，踵以代掌，行变迟缓矣②。阳气从下渐衰于上，老从足起；阴精从上渐亏于下，精从脑衰。故善补阳者必补于肾，命火旺则足健；善补阴者必填于髓，脑髓充则神明。

命门冰火两重天，如如不动是真传③。火衰二仙参附聚④，火亢潜阳封髓丹⑤。

____

注：① 幼为纯阳，气满于踵，故以掌走路：幼儿为纯阳之体，气满于踵，踵，足后跟也，阳气足，故以足掌行走。② 及至老耄，阳气式微，踵以代掌，行变迟缓矣：到了年老之时，阳气衰弱，踵以代掌，行动变得迟缓。③ 命门水火两重天，如如不动是真传：命门藏元阴与元阳，与人之生长、衰老密切相关，被张景岳称为"水火之府"，元阴和元阳之间的

平衡若被打破，则疾病由生，故应保持心情平静、维持平衡，佛家称之为"如如不动"。④火衰二仙参附聚：命门火衰者，以仙茅、淫羊藿（又名仙灵脾）"二仙"温补肾阳，人参、附子大补元阳。⑤火亢潜阳封髓丹：命门火亢者，以火神派鼻祖郑钦安之潜阳封髓丹纳阳潜阳，引火归源。

二、老年病

（一）辨治心法

1. 老年病治疗通则　物质匮乏（精）、能量不足（气）、信息失控（神），是老年病的三大特征，即精、气、神的不足。在内分泌，是垂体、肾上腺、甲状腺、性腺等的功能不足。在中医，是营养不良、命门火衰、气机不利。故温补脾肾、扶正培元、调畅气机，是治疗老年病的通则。

另外，对于老年病虚衰兼有痰阻时，除扶正化痰外，亦需通腑、活血、降气、化气，所谓六腑通则气血活，气血活则痰量减。

2. 扶阳法

（1）太阳、阳光、能量：命火能源似太阳，直补命火二仙汤。附子阳光消阴霾，人参补养靠能量。关注阳气最重要，阴中求之真扶阳。

（2）老年抑郁症：扶阳则阴霾自散，壮火则抑郁自除，此乃抗老年抑郁症之大法也。淫羊藿为治疗之要药。

（二）方药运用

1. 仝氏花甲绵寿方　性长命长天地人，花甲当补精气神。陈川泽调气血水，督任龟鹿淫萸性。地龙通络黄芪参，天麻黄精入茯神。

注：所谓性长者，命长也。此方调补精气神，强督任，通气血水。

组成为：天麻、地龙、人参各90g，黄精、黄芪、茯神各180g，陈皮、川芎、泽泻各60g，鹿茸、龟板胶各30g，淫羊藿、山茱萸各90g，1剂。制成水丸或打成细粉。每次6g，每日2次。

2. 仝氏通天一气丸 仝氏通天一气丸，精气神满三丹田[①]。阴中求阳抗衰老，鹿羊人附熟地丹[②]。

注：① 三丹田：上中下丹田，为精气神所在地。② 鹿羊人附熟地丹：鹿茸、淫羊藿、人参、制附子、熟地黄、丹参。

【组成】鹿茸30g、人参90g、淫羊藿90g、制附子90g、熟地黄300g、丹参120g。制成水丸。

【服法】每次6g，每日2次。

【主治】记忆力减退、行动迟缓、腰脊无力、喜卧懒言等精气神亏虚之衰老症。

【方解】鹿茸通脊入脑强神，人参大补元气，熟地滋养肾精，淫羊藿专补命火，附子驱散阴翳通行十二经脉，丹参养血活络。

3. 仝氏坎离既济汤

【组成】黄连、黄柏、生地黄。

【功效】清心肾之火，补肝肾之阴。

【主治】此方主泻命门之火。治阳事易举，精浊不止，或壮年久旷而精溢出者。或更年期躁烦热汗，过度淫欲相火亢盛所致的身热躁烦，放疗后咽干口燥、皮肤干燥，糖尿病口干尿黄等。

【辨证要点】① 舌暗红，苔老黄腻。② 燥热、躁烦。

【治疗要点】笔者用其治疗围绝经期综合征，疗效极佳。汗多加煅龙骨、煅牡蛎，苔干加生牡蛎，卵巢功能低下加淫羊藿，心烦失眠加交泰丸、炒酸枣仁。多数在1周后显效。

4. 仝氏仙杞温肾汤

【组成】仙茅、淫羊藿、枸杞子。

【功效】温肾火，补肾精。

【主治】易感综合征、疲劳综合征以及慢性感染反复发作等免疫力低下；老年记忆力减退、抑郁症、行动迟缓等命门火衰、功能减退。

【辨证要点】① 衰弱。② 老化。

【治疗要点】① 每味药常用量：6～15 g。② 夜尿多加山茱萸；关节不利加鸡血藤；腰痛加杜仲。

5. 仝氏仙附阳光汤

【组成】淫羊藿、人参、附子。

【功效】壮命门之火，大补元气（能量），驱散阴霾。

【主治】性欲衰退，身体羸弱，体寒阴盛。

【辨证要点】体温低（＜36℃），尺肤凉潮，血压偏低，全身功能衰退，脉虚弱或虚数。

【治疗要点】胃寒加干姜；少腹寒加吴茱萸；宫寒加艾叶；经络寒加麻黄。

6. 仝氏益髓起痿汤

【组成】鹿茸粉 3 g、鲜牛脊髓粉（冷冻干燥）6 g、黄芪粉 9 g。

【服法】混匀分 2 次冲服。

【功效】益髓补脑。

【主治】脊髓空洞症、截瘫、脊髓炎、脊髓小脑变性症等引起的肢体瘫痪、麻木疼痛、肌肉萎缩、躯体感觉障碍等症。

【辨证要点】阳虚型瘫萎迟缓，智衰语迟。

【治疗要点】同时服用金匮肾气丸或地黄饮子。

7. 仝氏壮骨强腰汤

【组成】骨碎补、补骨脂、炒杜仲。

【功效】壮骨强腰。

【主治】骨质疏松，膝关节退行性病变，腰脊酸痛。

【辨证要点】老龄或先天禀赋薄弱。

【治疗要点】① 每味药常用量：15～30 g。② 经络痛加鸡血藤、首乌藤。

8. 仝氏壮督益智汤

【组成】鹿茸片 3 g、龟甲 15 g、牛脊髓 1 条、牛腔骨 1 斤，共煮汤。

【功效】填髓补脑。

【主治】阿尔茨海默病。

【辨证要点】幻觉妄想谵妄为阳不入阴；手足凉冷为经络阳气不足。

【治疗要点】阳不入阴加川黄连 1 g、肉桂 6 g；经络气虚加黄芪 10 g、桂枝 6 g。入脊髓汤，分次喝。

9. 淫羊藿

"NEI"网络衰退病之要药。

小小淫羊藿，守住大命门。"淫羊"保性长，长命紧随跟[1]。免疫治（肿）瘤痹（风湿），长轴调内分（泌）。神经（疾病）强督脉，阳光照精神（抑郁症）[2]。发于机先治，"网络"衰退病。少火之气壮，大道守命门。

注：① "淫羊"保性长，长命紧随跟：淫羊藿，温阳补肾，性长命长也。淫羊藿之用量：一般用 9～30 g，大剂量可用到 60 g。② 免疫治（肿）瘤痹（风湿），长轴调内分（泌）。神经（疾病）强督脉，阳光照精神（抑郁症）："NEI"网络，即神经-内分泌-免疫网络，具体来说便是大脑皮层-下丘脑-垂体-甲状腺、性腺、肾上腺（胸腺）轴。淫羊藿的现代药理研究表明其具有调整"NEI"网络衰退的作用，故有调节免疫、内分泌，抗抑郁，祛风湿、强筋骨等作用。

第四章

内分泌及代谢病

第一节　肥胖

一、肥胖总括

《内经》将肥胖分为膏人、脂人、肉人。膏人是"蜘蛛型"，特征是腹型肥胖，但肚皮薄、四肢细、臀部小；脂人是"蛤蟆型"，特征是腹型肥胖，但肚皮厚、四肢粗、臀部大；肉人是肌肉发达，体重指数虽然超标，但无论是腹腔内还是皮下，脂肪都少。这三种类型肥胖，发展至代谢综合征及心脑血管病的危险性依次为：膏人＞脂人＞肉人。

亚洲，尤其在中国，有这样一批"漏网"的代谢综合征高危人群，体重不超重，体重指数不高，但其体形特征为肚子大、胳膊和腿细、臀小。我们把这类人，称作"小膏人"。其患代谢综合征以及心脑血管病的可能性很大，应当引起重视。

二、肥胖治则

肥胖分两类，即实胖和虚胖。大吃大喝致胖为实胖，少吃少喝也胖为虚胖（俗语说"喝凉水也胖"）。实胖者，由"饮食自倍"、代谢负担过重而来；虚胖由代谢不足而来。"蛤蟆型"早期多为实胖，"蜘蛛型"多为虚胖。实胖为脾滞，虚胖为脾虚。血糖、血脂、血尿酸增高，属脾滞者，治以通腑泻浊、清热降浊、芳香化浊；属脾虚者，治以补肾益气、健脾化浊。其治迥异。

三、方药运用

仝氏健脾瘦身汤

【组成】生薏苡仁 30 g、茯苓 9 g、山药 15 g。

【功效】健脾利湿减肥。

【主治】虚胖。表现气喘吁吁、囊囊肚腩，手脚发胀或水肿，女性多见。

【辨证要点】虚胖，俗称"喝凉水也胖"，即食量不多仍胖，多为代谢能力低下。

【治疗要点】① 上方可每日煮粥或煎药，长期吃半年以上。② 腰酸软、性欲低下加枸杞子 15 g。

附：肥胖老年人痰火型高血压病发生脑血栓的机制探讨

肥胖老年人的痰火型高血压合并脑血栓形成是一个典型的浊、痰、瘀、闭的过程。血管如同江河，本是清澈的河水，但过食肥甘而生浊（脂油、糖油、尿酸油……水变混），进一步老年阴分（津液）渐亏，加之或肝火，或肾火，或心火之煎熬，浊变为痰（淤泥），最后附着于河床而成瘀，瘀而成闭（河床断流）。所以，浊、痰、瘀、闭，是这一类型脑血栓形成的发展过程。因此，对于其治疗，从本上讲在于控制膏粱厚味，但从治标来看痰瘀都是不可忽视的病理产物。这里的"痰"（淤泥阶段），就是血管内的无形之痰，类似于高凝高黏壅滞状态的血管内血液状态。这种病（急性脑血栓形成）的治疗，急则治标（痰瘀），缓则治本（控制膏粱厚味）。当然，防止浊毒的产生，加快浊毒排泄，健脾补肾，理气除湿化浊等，在缓解期，都是常规手法。

附：小陷胸汤加味治疗重度肥胖案

　　患者，男，15岁。肥胖10年，体重148 kg，身高178 cm，BMI 46.71 kg/m²。舌干苔厚腻，脉沉滑数。诊断：重度肥胖。证属脾滞，治以通腑泻浊、清热化痰。予小陷胸汤加味：黄连30 g，清半夏30 g，瓜蒌仁30 g，生山楂30 g，生薏苡仁120 g，化橘红30 g，酒大黄15 g，佛手12 g。服45剂后，体重减11 kg。原方酒大黄增至30 g，加云茯苓120 g，泽泻30 g，葶苈子30 g，莱菔子30 g。服30剂，体重为125 kg，BMI 39.45 kg/m²。上方加减治疗6个月后停药，体重减为102 kg，BMI 32.19 kg/m²。

第二节　脾瘅

一、肥胖、脾瘅与消渴

　　肥胖，是2型糖尿病的主体，也常为始动因素，而以肥胖为根源的肥胖2型糖尿病便归属于脾瘅范畴。若脾瘅阶段不能得到有效控制，便发展为消渴。所以肥胖发展为消渴，大体要经历三个阶段，即：肥胖、脾瘅、消渴。《素问·奇病论》云："脾瘅……此肥美之所发也，此人必数食甘美而多肥也。肥者令人内热，甘者令人中满，故其气上溢，转为消渴。"

　　注：《素问》关于脾瘅的论述可以说明几点：① 古代糖尿病的主体人群和现代一样，即肥胖。② 肥胖→脾瘅→消渴，是肥胖2型糖尿病发展过程中的3个阶段。③ 脾瘅的核心病机是中满内热。④ 消渴是由脾瘅转化而来。因此，仅以消渴来概括糖尿病，或对等糖尿病，都是片面的。这也正是为什么用消渴方治不了肥胖2型糖尿病的根源。

二、脾瘅治则

　　脾瘅，因饮食肥甘厚味，而致中满内热，此为壮火之由，耗损阳气。此类病人，宜少食多动，必以苦寒折其壮火。故治此病，少食即是生气，泻火即是扶阳。（《素问·阴阳应象大论》："壮火之气衰，少火之气壮；壮火食气，气食少火；壮火散气，少火生气。"《素问·奇病论》论脾瘅："肥者令人内热，甘者令人中满。"）

三、脾瘅辨治心法

脾瘅中满内热生，肥而糖尿兼代综。开郁清热是大法，启脾复枢治达成。调肝启枢大柴胡，脾滞生痰小陷胸。湿蕴肠道葛芩连，大黄黄连腑浊清。脾虚胃滞泻心类，脾寒胃瘫唤理中。脾瘅之前责肥胖，脾瘅不愈消渴迎。

注：脾瘅的核心病机是中满内热，开郁清热启脾为治疗之大法。脾瘅由肥胖发展而来，是肥胖转化为各种代谢性疾病的过渡阶段，涵盖了一系列代谢性疾病的前期、早期。脾瘅不愈便发展为消渴。肥胖、脾瘅、高尿酸血症、血脂异常等疾病之集合即为代谢综合征。脾瘅的治疗：若属肝胃郁热，治以大柴胡汤；脾滞痰热，治以小陷胸汤；大肠湿热，治以葛根芩连汤；胃肠实热，治以大黄黄连泻心汤；脾虚胃滞，治以泻心汤类；脾寒胃瘫（糖尿病胃轻瘫），治以理中丸合小半夏汤。

第三节 糖尿病

一、糖尿病总括

（一）糖尿病与消渴

古代糖尿病和现代糖尿病有本质的区别吗？没有，两者都是"此肥美之所发也""此人必数食甘美而多肥也"。但是古代为什么分三消，以治虚为主？阴虚为本，燥热为标？因不似现代靠血糖便可诊断，古代不到"消渴"，诊断不出来。而一旦到"三多一少"阶段，大多数已是糖尿病中晚期了。所以消渴并不能赅括现代糖尿病。

我们统计了门诊 5 930 例糖尿病患者的舌象：其中阴虚燥热的少苔、无苔、舌瘦小所占比例不足 10%，痰湿浊热的厚腐腻苔占 50%，苔色黄占 30%，舌红或暗红占 54%。表明现代糖尿病是以过食肥甘、中满内热而产生的痰湿浊热瘀为主流的证型，较之古代消渴已发生了根本性变化。若仍以滋阴润燥法治疗痰湿浊热型糖尿病，则是打错了靶位。

（二）糖与脂

2 型糖尿病，为什么这十几年激增？因为吃得太好，而不仅仅是吃得太多。好在哪里？油脂太多。回想 20 世纪五六十年代，甚至七八十年代，缺少"油水"，吃的主食很多，一顿四五两，甚至半斤、一斤，有几个得糖尿病？很少！而现在呢？主食大大减少了，一顿一小碗，但糖尿病激增。为什么？过去一年吃几次肉？而现在是天天吃肉。所以对于糖尿病患者，要求他们减"脂"，而不是减"食"。

高脂饮食，很可怕，"肠肥"能不"脑满"吗？"脑满"能不得脑血管病吗？"肠肥"，能不"肝肥"（脂肪肝）"胰肥"（脂肪胰）"心肥"（脂肪心）吗？血管里，"漂着油"，能不动脉硬化吗？能不得代谢性高血压吗？能不脑梗心梗吗？所以，很多 2 型糖尿病都是"脂糖病"，结局是心脑血管病。故防治 2 型糖尿病的重点，首先是"洗脑"，认识糖尿病的最大危害是"油腻"！其次是自我管理：以素为主，远离油腻！远离肥胖！中医治疗的重点在于清理胃肠，保持升降平衡。

（三）三消之说当从火断

金元时期，刘完素《三消论》指出："凡见消渴，便用热药，误人多矣。"指出消渴之治，不在温补。张子和《儒门事亲·三消之说当从火断》更明确说："五行之中，惟火能焚物；六气之中，惟火能消物……消之证不同，归之火则一也。"此是从火论治消渴之重大创建。2 型糖尿病早中期，釜底抽薪为治本之法。

"三消之说当从火断"，是张子和的著名论断，对后世治疗消渴影响至深。张子和《儒门事亲·三消之说当从火断》说："以八味丸治渴，水未能生而火反助也……肾本恶燥，又益之以火可乎？"子和私塾于刘完素，在寒凉药使用上颇有体会。这些医家，提倡釜底抽薪治疗消渴，善用三黄丸等，是从火论治糖尿病的先驱。

二、辨治心法

（一）2 型糖尿病

肥胖 2 型，郁热虚损。肥瘅消渴，三段过程。抓住病理，胃肠中心。四逆煮散，肝胃郁散；厚朴三物，消除土壅。大柴胡汤，肝胃郁热；痰热互结，唯小陷胸；葛根芩连，肠道湿热；白虎人参，肺胃热盛；大黄黄连，胃肠热清。脾虚胃热，半夏泻心；姜连芩参，寒热并存；上热下寒，乌梅丸灵。脾肾阳虚，附子理中；阴阳俱损，八味收功。活血通络，贯穿始终。

注：肥胖 2 型糖尿病，其病理中心在胃肠。多由实起，再由实转成虚实相间，最后以虚为主。即肥胖 2 型糖尿病发展的四大阶段：郁→热→虚→损，这也符合疾病由实转虚的一般规律。肥瘅消渴，即肥胖 2 型糖尿病从肥胖→脾瘅→消渴的疾病演变三段过程。

中满内热是肥胖 2 型糖尿病的核心病机。满就是土壅，需要开郁通腑；内热就是胃热、肠热、肝热、肺热，需要清热。所以开郁清热为肥胖 2 型糖尿病的治疗大法。糖尿病的治疗，经方疗效卓著。实证阶段：清热通腑，以大黄黄连泻心汤为基础方。土壅木郁用四逆散、厚朴三物汤；肝胃郁热用大柴胡汤；痰热互结用小陷胸汤；肠道湿热用葛根芩连汤；肺胃热盛用白虎加人参汤。虚实相兼阶段：脾虚胃热，半夏泻心汤；寒热错杂，干姜黄连黄芩人参汤；上热下寒，乌梅丸。虚证阶段：脾肾阳虚，附子理中汤；化源不足，八味地黄丸。因糖尿病逐渐出现大血管和微血管病变，导致络脉瘀阻，甚至络脉瘀闭及络脉损伤，故早期即应注重活血通络，并且贯穿全程。

（二）从卫气营血的发展过程辨治 1 型糖尿病

因为 1 型糖尿病许多是突发甚至爆发，往往与感染特别是呼吸道感染相关，常有多个抗体阳性。胰岛功能常在半年（儿童）至数年（LADA）迅速衰竭。血糖极高，症见口干口渴，属于肺胃热盛的白虎加人参汤证；之后气分之热，耗气伤阴，气阴两虚；若干年后，渐入营血；之后就是肝肾阴虚，脾肾阳虚。所以，我们对新发现的 1 型糖尿病，常用升降散透邪出表。笔者理解，这是个卫气营血的慢病过程，和慢性肾小球疾病有类同之处：由外感特别是呼吸道感染起病，之后转为慢性疾病。这或许是我们将温病学说用于某些慢病分阶段辨治的理论基础。

三、方药运用

（一）全氏黄赤方

【方名解】黄连泻气热；赤芍清营热。

【组成】黄连 15 g、赤芍 30 g、生地黄 30 g、知母 30 g、天花粉 30 g、山茱萸 15 g、西洋参 6 g、干姜 6 g。

【方歌】糖尿芍地气营热，连知洋花口干渴，萸肉敛汗济肝肾，苦寒伤胃干姜佐。

【主治】糖尿病气营蕴热，症见口干渴，面赤，手足心热，汗多等。

【治疗要点】可独立降糖，合用西药注意减量。

（二）仝氏洋花连梅饮

【组成】黄连 15 g、乌梅 15 g、西洋参 6 g、天花粉 30 g。

【方歌】洋花连梅胃热除，苦酸制甜气阴复。

【主治】糖尿病引起的口干苦、口渴多饮、多食、多尿等消渴之证。

【方解】大自然中，苦为甜之对立，酸为甜之中和。糖尿病为一"甜病"，故苦酸可以制甜。此方黄连清胃火，乌梅生胃津，连梅苦酸制甜。西洋参益气，天花粉养阴。

注：① 苦酸制甜：苦如黄连、苦瓜、苦丁茶；酸如乌梅、山茱萸、酸枣仁。② 连梅汤，出自《温病条辨》，原方组成：黄连、乌梅、阿胶、麦冬、生地黄。主治暑羁少阴之消渴。

（三）葛根芩连汤

2 型糖尿病早中期，很常见的证型之一是肠道湿热证。其辨证要点有二：一是大便黏臭；二是舌苔黄厚腻。主以葛根芩连汤。一般处方剂量：葛根 30 g，黄芩 30 g，黄连 15 g，生姜 3 片（以生姜易甘草）。加强化湿，可加荷叶、滑石；加强化浊，可加红曲、晚蚕沙。若湿热伤阴，加天花粉、石斛。

（四）黄连

1. 黄连心法要诀 黄连味虽苦，"甜病"少不了。苦寒不伤胃，和姜成对药。降糖宜量大，调胃宜量小。辛开消痞气，苦降气机调。

黄连小量三五克，佐以辛开调脾胃。解毒清火需大剂，痈脓疮疖胃热退。苦寒败胃佐干姜，易发便秘大黄配。肝病用连需谨慎，茵陈保肝合五味。

注：黄连，糖尿病第一要药。糖尿病，俗又称之为"甜病"。天下之病，皆是一物降一物。甜的天然对立就是苦。所以，几乎所有苦味之药，都可以降糖。如：栀子、知母、龙胆草、黄柏、黄芩、苦瓜、苦丁茶等。这一类苦寒之药，可以降低代谢，菌毒炎糖并治。配暖胃之生姜、干姜、炮姜，可去其苦寒伤胃之弊。

笔者用黄连，调理脾胃，多在 1.5～6 g；清热泻火解毒，短程应用，多在 15～30 g；而降糖，15～30 g 为常用量，糖尿病酮症最大用至 120 g。应用要点：① 视血糖下降而递减；② 必配干姜，以防苦寒伤胃。脾胃正常者，黄连：干姜 =6：1；脾胃虚弱者，黄连：干姜 =3：1 或 1：1。如此配伍，可存其降糖之用，而去其苦寒之性。但基础有各种原因肝病的糖尿病患者（包括脂肪肝），在使用黄连、柴胡时要特别小心，一是剂量不宜过大，二是时间不宜过久，三是定期复查肝功能。

2. 黄连佐姜 不知反佐，视黄连为虎狼，唯恐伤胃；真懂苦寒，奉黄连为神药，专治甜病。

注：反佐，姜为黄连之反佐，可去其苦寒之性，存其降糖之用。姜，可为干姜、生姜、炮姜，当根据具体情况选择。

苦寒伤胃，常常是苦寒药共同的副作用，也是限制这一类药应用的症结，尤其是偏于虚寒体质者，但往往这些苦寒药的作用又无法替代。笔者的多年体会，姜是最有效的温胃药，是苦寒药最好的佐剂，可使苦寒药的适应证大大扩展，实现苦寒而不伤胃。中医君臣佐使的"佐"，其意在此，其魅力在此。

干姜，是运用苦寒降糖的关键佐药。其温胃散寒之功，其他热药难以替代（如附子、肉桂、吴茱萸等）。苦是甜的天然对立，所以大多数苦寒药均可降糖，而长期用苦寒药，最易伤胃。用干姜反佐苦寒，终于解决了这一难题。即使中晚期，仍可用苦寒降糖。

生姜，也可以佐苦寒。它与干姜的最大不同是辛散发汗作用较强。糖尿病患者有两种人易出汗。一种人是实热，一种是气虚。实热者，以生姜佐苦寒，发汗可助泄热，患者出汗不觉难受。但若气虚，汗多反伤正气，故气虚多汗之糖尿病，不宜用生姜反佐，而用干姜。

（五）附子

血糖高，无非两类：壮火有余和少火不足。中满内热，壮火有余者，黄连为其克星；少火不足，代谢低下，附子为其舟楫。《素问·阴阳应象大论》曰："壮火食气，气食少火"，"壮火散气，少火生气"。只有"壮火之气衰"，才能"少火之气壮"。临床常用附子理中丸、小半夏汤治疗中焦虚寒之糖尿病胃轻瘫。

四、糖尿病慢性并发症

（一）周围神经病变

1. 辨治心法　此病是糖尿病最常见的慢性并发症之一。临床表现为肢端感觉异常，常为麻木、蚁行感、灼热感等，可有疼痛，呈刺痛、灼痛等。通常为对称性，下肢较上肢严重。后期可有运动神经受累，出现肌力减弱甚至肌萎缩和瘫痪。此病相当于中医之"血痹""痿病""火郁证"等，为糖尿病日久，耗伤气阴，营卫不调，气血运行不畅，络脉瘀阻所致。临床常用黄芪桂枝五物汤、乌头汤、升阳散火汤等治疗。

2. 脏腑热经络寒　糖尿病周围神经病变的患者，常见脏腑热经络寒。经络寒以四肢发凉、麻木、疼痛为主要表现，脏腑热以急躁易怒、口干口苦、便秘、舌苔黄厚腐腻等肝胃热、肠热为主要表现，治疗需寒热同调。用黄芪、桂枝、白芍、鸡血藤、首乌藤温通经络，大黄、黄芩、黄连、半夏、瓜蒌等清泻脏腑。寒温并用，各走一经，分而治之，效佳。

3. 黄芪——经络补气之圣药　黄芪能补脏腑，尤善补经络，其补经络之力远胜人参，堪称经络补气之圣药。黄芪桂枝五物汤，温补经络治周围神经病变，黄芪常用 30~60 g；补阳还五汤，通补经络治偏瘫，黄芪起步 120 g，其力甚雄；消蛋白尿，黄芪特效，与抵当汤合用，其功立现。笔者喜用生黄芪，以其补而少腻也。

附：周围神经病变治验

患者，男性，58 岁。2 型糖尿病病史 10 年。刻下：四肢肢端疼痛、麻木、冰冷欲死，夜不能寐，苔薄，脉沉弦。诊断：糖尿病周围神经病变，血痹。证属寒凝经络，治以温通经络。初以乌头汤加味治疗，肢端疼痛麻木稍减，后川乌、草乌由 15 g 加至 45 g，效仍不显，断为病重药轻。调方：生麻黄 30 g，白芍 30 g，桂枝 60 g，黄芪 60 g，制川乌 60 g（先煎），制草乌 60 g（先煎），马钱子粉 1.5 g（分冲）。服 3 剂后，指端疼痛、麻木大减，手足转温，继服 7 剂诸症消失。随访未复发。

患者，男，44 岁。2 型糖尿病 16 年。刻下：双下肢肌肉关节剧痛，四肢凉冷，麻木，夜尿多。舌质紫暗，苔白腻，脉沉弦紧。诊断：糖尿病周围神经病变，血痹。证属：血虚寒厥。予大乌头煎合当归四逆汤加减：制川乌9g（先煎2h），草乌9g（先煎2h），川桂枝9g，白芍15g，生麻黄9g，当归15g，鸡血藤30g，首乌藤15g，络石藤30g，五加皮9g，生薏苡仁60g，牛膝9g。服7剂，双下肢肌肉关节疼痛大减，加减继服20剂，疼痛减轻80%。后改水丸服半年。随访关节疼痛、四肢麻木发凉等症状消失。

患者，女性，60岁。2型糖尿病病史12年。刻下：下肢灼热、麻木、疼痛，扪之发凉，伴烘热汗出。舌苔白厚底瘀，脉细弦。诊断：糖尿病周围神经病变，火郁证。证属阳气郁遏，治以火郁发之。予升阳散火汤加减。葛根30g，升麻6g，柴胡15g，羌活15g，独活30g，防风9g，西洋参6g，白芍30g，炙甘草15g，鸡血藤30g，夜交藤30g，煅龙骨30g（先煎），煅牡蛎30g（先煎），炒酸枣仁30g，红曲15g，生姜3片，大枣5枚。服药1月余，下肢灼热减轻60%，麻木、烘热汗出减半，继服巩固。

（二）自主神经病变

自主神经病变，是糖尿病常见的慢性并发症，且较早出现，影响胃肠、心血管、泌尿生殖系统等。临床表现为胃排空延迟（胃轻瘫）、腹泻（饭后或午夜）、便秘、排汗异常（多汗、少汗或无汗）、残余尿增加、尿失禁、尿潴留等。自主神经病变涉及面广，若为糖尿病胃肠功能紊乱，则属于"呕吐""腹泻""便秘"等范畴，临床常用苏叶黄连汤、小半夏汤、旋覆代赭汤、附子理中丸等；若为排汗异常，属于"自汗""盗汗"范畴，临床常用桂枝汤、当归六黄汤等；若为糖尿病神经源性膀胱，属于"癃闭""虚劳"等范畴，常用自拟癃闭方等。

附：自主神经病变治验

1. 糖尿病胃肠功能紊乱

患者，男性，43岁。反复呕吐6月余，刻下：食入即吐，恶心反酸，口苦纳呆，消瘦乏力，舌红苔腐，脉弦。2型糖尿病病史5年，血糖控制差。诊断：糖尿病胃轻瘫，消渴，呕吐。证属湿热中阻，升降失常。治以清热化湿，和中降逆。予苏叶黄连汤合小半夏加茯苓汤、枳术丸加减：清半夏30 g，干姜15 g，云茯苓60 g，黄连30 g，苏叶15 g，炒白术30 g，枳实12 g，酒大黄3 g。2剂吐止，继服3剂，余症悉除，复诊以增重降糖为主。

患者，男性，52岁。2型糖尿病10年，合并胃肠功能紊乱8年，表现为便秘与腹泻交替，曾用生姜泻心汤加减治疗5个月，大便由每日7次减为每日2次。刻下症：腹胀，大便黏臭，困倦，怕冷，口臭，眠差，舌暗苔黄厚腻，尺肤汗，脉略滑数重按弱。诊断：脾瘅。证属：脾虚胃热，湿热中阻。治则：清理湿热，运脾化湿，给予葛根芩连汤合左金丸加减。葛根90 g，黄芩60 g，黄连45 g，吴茱萸45 g，党参60 g，云茯苓90 g，炒白术90 g，黄芪180 g，鸡血藤90 g，淫羊藿90 g，枸杞子90 g，炒酸枣仁90 g。打粉，每日18 g，分3次冲服。服药后腹胀症状消失，大便成形，余症减轻。

患者，男性，32岁。1型糖尿病并发重症胃瘫3年，刻下：恶心呕吐、胃胀、反酸、纳呆、眠差、肠鸣、大便不成形。舌淡胖苔薄腻，脉沉。诊断：糖尿病重症胃瘫，消渴，呕吐。证属胃阳衰败，升降失常。治以温中降逆。予附子理中丸合小半夏加茯苓汤、旋覆代赭汤加减：炮附子30 g（先煎），清半夏30 g，干姜30 g，炒白术30 g，枳实15 g，党参30 g，云茯苓60 g，旋覆花15 g（包煎），代赭石30 g（先煎），黄连3 g，苏梗6 g，藿梗6 g。服药月余吐止，继调半年愈。后改水丸（黄芪、川桂枝、白芍、黑附子、人参、黄连、干姜、焦麦芽、焦山楂、焦神曲、三七、葛根）巩固，至今未复发。

患者，男，35岁。1型糖尿病11年。肛瘘术后1周体重下降20 kg，BMI 20 kg/m²。刻下：食入即吐，呈咖啡色，胃脘隐痛，嗳气反酸，伴肢体麻木怕冷，大便急，不成形。酮症酸中毒反复发生。诊断：糖尿病胃轻瘫，消渴，呕吐。证属：中阳亏虚，脾胃升降失司。治则：温阳降逆，止呕。予附子理中汤加减。黑附子30 g（先煎），红参15 g，炒白术15 g，枳实15 g，云茯苓30 g，生姜30 g，黄芪30 g，鸡血藤15 g，煅瓦楞子30 g。14剂，诸症消失。加减继服28剂，体重增加5 kg，BMI 21.6 kg/m²，肢体麻木怕冷消失，大便调。

患者，女，38岁。1型糖尿病12年，反复呕恶5年，多次诱发酮症酸中毒。刻下：恶心呕吐，反酸，腹胀痛，喜热饮，纳差，寐差，舌淡红，舌底瘀滞，脉细弦涩。诊断：糖尿病胃轻瘫，消渴，呕吐。证属：中阳亏虚，脾胃升降失司。予附子理中汤合苏连饮加减。淡附片30 g（先煎），红参15 g，干姜30 g，茯苓60 g，炙甘草15 g，紫苏叶9 g，黄连15 g，藿梗9 g，白芍30 g，清半夏15 g。半月后诸症明显好转，后予黄芪建中汤加减善后。

患者，男，22岁。1型糖尿病2年，反复呕吐1年半，加重半年。刻下：进食即吐，恶心，口吐大量清涎，消瘦乏力，情绪极低落，腹泻与便秘交替。舌质淡，胖大齿痕，苔白厚腻，脉疾数。诊断：消瘅，呕吐，郁病。证属：脾肾阳衰，升降失司。治则：温肾健脾，降逆止呕。给予苏连饮合半夏泻心汤加减：苏梗6 g，黄连6 g，清半夏15 g，生姜30 g，枳实15 g，炒白术15 g，藿梗6 g，淫羊藿15 g，巴戟天15 g，党参15 g。每日1剂，不拘时小口频服。治疗1月余，呕涎消失，饮食情绪均转正常。

2. 糖尿病排汗异常

患者，男性，35岁。2型糖尿病5年。半身出汗2年。刻下：右侧半身出汗明显，左侧无汗。大便一日3～4行，不成形，黏滞不爽，溲黄有异味，眠差易醒，时咳痰色白黏，口干。舌淡嫩苔薄白，脉沉细。诊断：糖尿病排汗异常，消渴，自汗。证属营卫不和，大肠湿热。治以调和营卫，清热燥湿。予桂枝汤合葛根芩连汤加减。桂枝15 g，白芍45 g，炙甘草15 g，葛根30 g，黄连30 g，干姜6 g，大枣5枚。上方制水丸9 g，每日3次。服4个月，右半身出汗缓解75%。上方加淡附片9 g（先煎），五味子9 g。制水丸9 g，每日3次。继服5月，诸症消失，告愈。

3. 糖尿病神经源性膀胱

患者，女性，58岁。发现血糖升高11年，排尿困难2年，因排尿困难，而不得不站立小便，刻下：无排尿感，排尿无力，只能站立排尿，蹲则不尿，异常痛苦。无尿急，无尿痛，无尿失禁，口干不渴，大便时干时溏。舌暗淡苔薄白脉沉细弦。诊断：糖尿病神经源性膀胱，消渴，癃闭。证属气虚血瘀。治以益气通络，化瘀利尿，予自拟癃闭方。黄芪30 g，桂枝9 g，橘核15 g，荔枝核15 g，沉香粉3 g，葶苈子30 g，竹叶15 g，生大黄3 g，琥珀粉3 g。服药14剂后，恢复排尿感，可蹲位排尿，尿量正常，继予14剂巩固。2个月后随访，未复发。

（三）糖尿病肾病

糖尿病肾病，因糖尿病微血管病变引起，常见于病史超过 10 年的患者，是糖尿病的主要死亡原因之一。此病属于中医"肾消""下消""水肿"等范畴。本病由于糖尿病控制不佳或迁延日久，久病入络，肾络受损，肾气不固，则精微下泄；久则肾失气化，肾络瘀阻，则尿少水肿，浊毒内停。治疗常用全氏芪丹军蛭汤（详见慢性肾衰）、大黄附子汤、附子泻心汤等。

附：糖尿病肾病治验

患者，女，63 岁。糖尿病肾病 4 年余。刻下：乏力，怕冷，腰膝酸痛，眼睑及双下肢水肿，夜尿 3～4 次，泡沫多。舌苔微腻底瘀，脉虚略滑数。查尿蛋白 2.35 g/24 h，Cr 260.7 μmol/L，BUN 16.64 mmol/L。诊断：糖尿病肾病 V 期，水肿。证属阳虚水停，肾络瘀阻。治以温阳利水，益气通络，予全氏芪丹军蛭汤合大黄附子汤加减。酒大黄 20 g，黑附子 15 g（先煎），黄芪 60 g，丹参 30 g，水蛭粉 3 g（分冲），云茯苓 60 g，芡实 30 g，党参 30 g，炒白术 30 g。加减服用半年后，水肿消失，复查尿蛋白 0.22 g/24 h，Cr 173.2 μmol/L，BUN 12.33 mmol/L。

患者，男，76 岁。既往有 2 型糖尿病 10 年、高血压病 20 年、糖尿病肾病病史。刻下：周身水肿、胸闷、皮肤瘙痒。舌暗苔腐腻底瘀滞，脉沉滑。查肾功能：Cr 125 μmol/L，BUN 9.8 mmol/L，尿蛋白：0.29 g/24 h。心电：心率 40～50 次/min，完全性左束支传导阻滞，Ⅲ度房室传导阻滞，室性逸搏心律。测 BP 170/60 mmHg。诊断：糖尿病肾病 V 期，水肿，胸痹。证属肾络瘀阻，心肾阳虚，水湿内停。治以益气通络，通阳利水。予全氏芪丹军蛭汤合瓜蒌薤白半夏汤加减。生黄芪 30 g，丹参 15 g，生大黄 9 g，水蛭粉 3 g（分冲），泽泻 30 g，茯苓 30 g，瓜蒌 15 g，薤白 15 g，清半夏 15 g，威灵仙 30 g，仙茅 15 g，黄柏 15 g，白鲜皮 15 g。加减服药 3 个月，复查肾功能正常，尿蛋白 0.1 g/24 h。心电图：心率 70 次/min，完全性左束支传导阻滞，Ⅰ度房室传导阻滞。BP 140/70 mmHg。

患者，男，73 岁。2 型糖尿病 10 年。查尿 ALB 845 mg/L，24 h 尿白蛋白 2.314 g。刻下症：夜尿多，寐差，舌紫暗，苔白厚底瘀滞，脉弦略滑。诊断：糖尿病肾病Ⅳ期，糖尿病络病，尿浊。证属：浊毒内蕴，肾络虚损，予仝氏芪丹军蛭汤合水陆二仙丹加减。黄芪 30 g，山茱萸 15 g，生大黄 6 g，水蛭粉 3 g（分冲），丹参 15 g，金樱子 15 g，淫羊藿 15 g，枸杞子 15 g。服药 1 个月，夜尿多消失，睡眠改善。连服 6 个月，复查尿 ALB 221 mg/L，24 h 尿白蛋白：0.825 g。上方做成水丸，每次 6 g，每日 3 次，继服巩固。

患者，女，56 岁。糖尿病肾病，透析 4 年后肾移植，术后 9 个月，全身高度水肿 1 个月。症见：全身水肿，少气乏力，少尿，便秘。舌红无苔脉沉细。体重：106 kg，予胰岛素每日 200 U。予猪苓汤加减：猪苓、云苓、生牡蛎（先煎）各 120 g，泽泻、滑石、黄连、知母各 30 g，阿胶（烊冲）15 g，生黄芪 45 g，酒大黄 15 g，生姜 3 片。服 15 剂肿消，加减治疗 3 个月，胰岛素减为每日 67 U。

（四）糖尿病其他并发症治验

1. 糖尿病合并大血管并发症

患者，女，67 岁。糖尿病、心肌梗死、脑梗死病史。刻下：言语不清，行动不便，饮水呛咳，小便偶有失禁。查 HbA1c 8.8%，TG 3.5 mmol/L，予瓜蒌薤白半夏汤加减。瓜蒌仁 15 g，薤白 15 g，清半夏 9 g，丹参 15 g，山茱萸 15 g，怀山药 15 g，淫羊藿 15 g，茵陈 30 g，红曲 9 g，荷叶 30 g，黄芪 30 g，知母 45 g，苍术 15 g，赤芍 30 g，黄连 9 g，干姜 9 g，打粉煎煮 3 日 1 剂，服药 4 年余，言语清楚，行动好转，饮水呛咳消失，小便正常，复查 HbA1c 5.64%，TG 1.7 mmol/L。

患者，男，66 岁。2 型糖尿病 17 年，合并冠心病。刻下症：心慌，胸闷，气短，腹胀，晨起心率 39 次 /min，24 h 动态心电图示：室性早搏，总数 23 068 次（18.2%）。舌质干红，苔黄白相间底瘀，脉弦硬涩。诊断：糖尿病络病。证属：痰热互结，气虚瘀阻，予瓜蒌薤白半夏汤合厚朴三物汤加减。黄连 15 g，清半夏 15 g，瓜蒌仁 30 g，干薤白 30 g，丹参 30 g，三七 9 g，煅龙骨 30 g，煅牡蛎 30 g，天花粉 30 g，淫羊藿 15 g，苦参 15 g，厚朴 15 g，枳实 15 g，生姜 15 g，威灵仙 30 g，黄芪 30 g，盐黄柏 15 g，赤芍 30 g。治疗 3 个月，24 h 动态心电图示：室性早搏 167 次（0.2%），晨起心率 70 次/min。

患者，男，60 岁。2 型糖尿病 7 年。刻下症：心悸，胸闷，胸痛，右肩疼痛，乏力，皮肤暗黑，糙如树皮，夜尿多。舌质红，苔厚腻，脉结代。查 HbA1c 7.9%。既往有高血压病、高脂血症、冠心病、房颤、腔隙性脑梗死、下肢动脉硬化症等病史。诊断：糖尿病络病，胸痹。证属：痰瘀凝滞，心脉痹阻，予瓜蒌薤白半夏汤加减。瓜蒌仁 30 g，薤白 30 g，半夏 50 g，丹参 30 g，三七 9 g，酒大黄 6 g，荷叶 15 g，黄连 15 g，生姜 3 片。此方加减调理半年，肩疼，心悸，胸闷等症状减轻 90%，胸痛次数显著减少，全身皮肤已转细腻光滑，复查 HbA1c：5.01%。

2. 糖尿病合并夏科关节病

患者，女，61 岁。2 型糖尿病 13 年，糖网增殖期激光术 5 次，糖尿病肾病。刻下：左踝肿胀疼痛，足背麻木刺痛，左颞头痛，周身乏力，双眼干涩，右眼甚。查尿微量白蛋白：107.9 mg/L。诊断为：2 型糖尿病，糖尿病肾病，糖尿病视网膜病变，夏科氏关节病。予黄芪桂枝五物汤加减。黄芪 30 g，川桂枝 15 g，鸡血藤 30 g，首乌藤 15 g，知母 30 g，盐黄柏 15 g，赤芍 30 g，三七粉 3 g（分冲），生姜 15 g。服药 1 个月后，左踝肿胀消失，双足仍有针刺样疼痛。加减治疗 3 个月后，左踝肿痛消失，双足针刺样疼痛明显好转，复查尿微量白蛋白：4.2 mg/L。

3. 糖尿病合并口腔黏膜白斑

患者，女，57 岁。2 型糖尿病 12 年余，中度脂肪肝病史。刻下：全身皮肤瘙痒，视物模糊，口腔黏膜白斑，查 HbA1c 8%，

TG 6.45 mmol/L，LDL 3.5 mmol/L，予甘草泻心汤加减。生甘草45 g，清半夏15 g，黄连15 g，黄芩15 g，党参15 g，茵陈15 g，红曲6 g，生姜3片，大枣3枚。1个月后视物模糊消失，视力改善，口腔黏膜白斑消失。复查 HbA1c 7.7%，TG 2.28 mmol/L，LDL 3.07 mmol/L。

4. 糖尿病合并血脂异常

患者，男，41岁。2型糖尿病3年。查：HbA1c 9.7%，TG 11.86 mmol/L，TC 8.77 mmol/L，LDL-C 3.25 mmol/L。BMI 32.6 kg/m²。刻下：汗多乏力，失眠，舌质红，苔黄，脉沉滑。诊断：脾瘅。证属：痰热互结，脉络瘀阻。治则：清热涤痰，活血通络，消脂降浊，予小陷胸汤加减。黄连30 g，瓜蒌仁30 g，清半夏9 g，黄芩30 g，知母30 g，红参6 g，干姜6 g，红曲9 g，生山楂45 g，炒酸枣仁45 g。服用45剂后，诸症大减。复查：HbA1c 5.8%，TG 1.35 mmol/L，TC 4.75 mmol/L，LDL-C 3.25 mmol/L。

患者，男，37岁。发现血糖升高2月余。刻下症：口干，口苦，全身困倦乏力，入睡困难，多梦易醒，舌质红，苔黄厚腐腻，脉沉略缓。查 FPG 13.5 mmol/L，2 hPG 24.8 mmol/L，HbA1c 9.8%，ALT 59 mmol/L，AST 39 mmol/L，CHO 8.62 mmol/L，TG 13.35 mmol/L。既往有重度脂肪肝病史。诊断：脾瘅。证属：膏浊积聚，络脉瘀阻。治则：消膏降浊，化瘀通络。予：茵陈45 g，虎杖30 g，赤芍60 g，黄连30 g，知母45 g，红曲15 g，三七6 g，丹参30 g，生大黄9 g，加减服用5个月，复查 ALT 28 mmol/L，AST 20 mmol/L，HbA1c 7.0%，CHO 6.4 mmol/L，TG 4.49 mmol/L。

患者，男，44岁。体重108 kg，BMI 36.5 kg/m²。查 HbA1c 6.5%。胰岛素释放试验：0 h InS 202.24 pmol/L，1 h 1 534.69pmol/L，2 h 481.98 pmol/L。症见：口干口苦，大便黏臭，舌质暗红，苔

黄白相间厚腻，脉滑数。诊断：脾瘅，肥胖。证属：痰热互结，膏油瘀阻。治则：清热化痰，消膏降浊，予小陷胸汤合茵陈蒿汤加减。生大黄9g，川黄连15g，清半夏30g，瓜蒌仁30g，知母30g，赤芍30g，茵陈30g，陈皮15g，苍术15g。服上方9个月，体重下降为98kg，BMI 33.1 kg/m²，复查HbA1c 4.1%，0 h InS 105.81 pmol/L，1 h 1 519.19 pmol/L，2 h InS 74.13 pmol/L。

5. 糖尿病合并皮肤病

小陷胸汤加味治疗糖尿病合并疖肿案：患者，男，41岁。2型糖尿病6年。查HbA1c 7.5%，TG 6.72 mmol/L，TC 8.69 mmol/L，LDL 4.3 mmol/L，ALT 80 U/L，UA 472 μmol/L，BMI 33.4 kg/m²。刻下：头皮油、头屑过多，疖肿破溃，舌质红，胖大，苔黄腻，脉弦滑。诊断：脾瘅，疖肿。证属：肝胃郁热，湿毒内蕴。治则：清泻肝胃，化湿解毒。予小陷胸汤加减：黄连30g，清半夏15g，瓜蒌仁30g，橘红30g，决明子30g，柴胡15g，黄芩30g，龙胆草30g，威灵仙30g，山楂15g，藏红花0.5g。3个月后体重下降10kg，头皮油、头屑减少，疖肿消退，复查：HbA1c 6.4%，TG 2.02 mmol/L，TC 4.77 mmol/L，LDL 1.87 mmol/L，ALT 41 mmol/L，UA 379 μmol/L。

薏苡附子败酱散合葛根芩连汤治疗糖尿病合并脓疱疮案：患者，女，58岁。刻下：右臂、右胁及大腿脓疱疮10余日，伴脓血水，疼痛，瘙痒甚，予抗过敏等治疗未效。诊断：消渴，疖肿。证属：中满内热，湿毒郁结。予薏苡附子败酱散合葛根芩连汤加减。生薏仁60g，制附子30g（先煎），败酱草45g，葛根120g，黄芩45g，黄连45g，炙甘草30g，干姜15g。服药7剂，脓疱疹渐退，脓血水减60%，疼痛减70%，痒止。上方加龙胆草30g，紫花地丁30g，干姜加至30g。另六神丸50粒醋调外敷患处。1周后痊愈。

大黄䗪虫丸治疗糖尿病肌肤甲错案：患者，男，70 岁。2 型糖尿病 20 年。5 年前开始出现下肢皮肤鱼鳞样改变。刻下：双下肢皮肤紫黯枯槁，泛鱼鳞状白色皮屑，大量脱落，如下鹅毛样雪，沾满衣物。面色晦滞，双目干涩。舌质暗红，舌下络脉瘀滞，脉沉弦涩。诊断：糖尿病络病，虚劳干血。证属：络脉虚损兼瘀阻。予大黄䗪虫丸（中成药），嘱其坚持服用 3 年。患者服完双下肢皮肤紫暗、脱屑完全消失。

糖尿病合并双小腿大面积皮肤溃烂案：患者，女，77 岁。2 型糖尿病 8 年，伴双目失明。因泡脚不慎烫伤导致双小腿皮肤大面积（＞60%）溃烂伴大量渗出，渗出与结痂合并存在，皮色暗红，伴双下肢水肿、麻木，头晕头痛，神疲乏力，胸闷心悸，夜间端坐呼吸。诊断：脾瘅，胸痹。证属：络脉瘀阻，水饮凌心。治以温经通络，温阳利水。予黄芪桂枝五物汤合苓桂术甘汤加味：黄芪 60 g，红参 15 g，当归 15 g，川桂枝 30 g，云茯苓 120 g，三七 9 g。加减治疗 3 个月，双下肢水肿消退，渗出消失，70% 创面愈合。

清营汤合白虎汤加减治疗足痈案：患者，男，54 岁。2 型糖尿病 5 年，右下肢红肿热痛 3 日。刻下：红肿处破溃流脓，大渴多饮，便秘，舌质暗红少津，脉滑数。查空腹血糖 20.5 mmol/L。诊断：脾瘅，足痈。证属：气营热毒伤阴。治以清热解毒，凉血消痈。予清营汤合白虎汤加减。生地黄 60 g，玄参 15 g，赤芍 30 g，金银花 30 g，牡丹皮 15 g，黄连 6 g，黄柏 9 g，生石膏 30 g，知母 9 g，生大黄 6 g，枳实 9 g，败酱草 30 g，土茯苓 30 g，紫花地丁 30 g，南沙参 30 g，木瓜 9 g，水煎服，日 1 剂。并清创引流。10 天后，溃疡愈合，大便通畅，口渴止，复查空腹血糖 7.7 mmol/L，继服巩固。

四妙散加减治疗丹毒案：患者，男，57 岁。继往有糖尿病、高尿酸血症病史。症见：右足红肿热痛，高出皮肤，不能行走。苔黄厚腻，脉滑数。诊断：丹毒。辨证为湿热下注，治以清热利湿，予黄柏30 g，苍术15 g，怀牛膝15 g，忍冬藤30 g，络石藤15 g，土茯苓30 g，威灵仙30 g，紫花地丁30 g，生大黄6 g，淡竹叶15 g，龙胆草15 g，生甘草15 g，生姜3片，大枣3枚。3剂，肿消痛止。此后因喝酒又有2次发作，均服1剂肿痛大减，连服1个月，1年未作。

五味消毒饮合葛根芩连汤加减治疗类固醇性糖尿病合并天疱疮案：患者，男，50岁。2年前患天疱疮，予大剂量激素治疗后，出现血糖升高，FPG8.5 mmol/L，2 hPG17 mmol/L，现胰岛素每日23 U维持治疗。刻下：周身疱疹，易流泪，失眠多梦，疲倦，舌质暗红，苔黄腻，脉滑数。诊断：消渴，天疱疮。证属：湿毒内蕴。治以清利湿热，解毒消疮。予五味消毒饮合葛根芩连汤加减。葛根45 g，黄芩30 g，黄连30 g，生大黄6 g，金银花30 g，蒲公英30 g，竹叶30 g，生姜3片。加减治疗半年余，天疱疮消失痊愈，激素减量，胰岛素已停用，复查HbA1c 5.9%。配水丸继续调服巩固疗效。

6. 糖尿病合并月经病

患者，女，37岁。既往有2型糖尿病病史，平素血糖控制良好，但在经期前后5～6日，餐后血糖达10～17.8 mmol/L。刻下：月经先期而至，量多挟紫块，口干，目干，乳胀，舌质红苔白，脉沉细。诊断：消渴，月经先期。证属：阴虚肝旺，热郁胞宫。治以滋阴清肝，凉血清热。予两地汤合二至丸加减。生地黄18 g，生地榆30 g，牡丹皮12 g，地骨皮30 g，龙胆草9 g，女贞子12 g，墨旱莲12 g，乌梅9 g，石榴皮15 g，黄连3 g，南沙参30 g，天花粉30 g。经前4日开始连服1周，共3个周期。服完月经复常，月经期餐后血糖<10 mmol/L。

五、脆性糖尿病

辨治心法

脆性糖尿病是一类特殊的糖尿病，患者在常规药物治疗及生活方式干预下血糖管理仍然难以达标，且伴随着不可预期的血糖水平的剧烈波动。低血糖型脆性糖尿病是脆性糖尿病的主要类型之一，其以频发低血糖反应为主要临床表现。

"气不摄糖""无衰（虚）不脆""过虚不脆"是笔者对脆性糖尿病的主要中医认识。严重之脆性糖尿病在低血糖发作时，就是气脱证，补中益气汤是治脆的第一靶方。低血糖发作时，除迅速补糖外，亦可配合使用补中益气汤加煅龙骨、煅牡蛎、山茱萸以敛汗固脱。黄芪托气补气，是治脆之第一靶药，一方面可以治疗低血糖状态，另一方面又可以改善由低血糖应激状态引起的代偿性血糖增高，此即黄芪对血糖的"双向调节"作用。现代药理学研究亦证明了此"双向调节"作用，如黄芪的主要成分之一黄芪甲苷可降低空腹血糖、糖化血红蛋白以及血清胰岛素等；而同时亦有研究发现，黄芪提取液可有效改善低血糖所致神经内分泌条件障碍，激活下丘脑糖敏感神经，增强机体对低血糖的预警机制。

注：西医学认为，脆性糖尿病其发病多责于胰岛功能衰竭，人体血糖自反馈调节功能减弱，故常见于1型糖尿病及部分胰岛功能已严重受损的2型糖尿病患者。笔者观察临床见到的脆性糖尿病患者，从中医看其基本病机为"虚"，多有中气不足、气虚下陷之表现，此处"虚"便与该病胰岛功能衰竭机制相通，故说"气不摄糖、无虚不脆"。然而患者胰岛功能极度衰竭，甚至丧失生理功能时，脆性糖尿病反而较少发生，故说"过虚不脆"。

六、低血糖

（一）辨治心法

反复低血糖，有时甚至比高血糖更可怕。一般可分为两种情况：一种是实，即糖尿病前期或早期，可用开郁清热法治疗，如大柴胡汤、白虎汤、小陷胸汤、葛根芩连汤、大黄黄连泻心汤等。一种是虚，类似中气下陷，用补中益气汤特效。前者是"壮火食气"，因胰岛分泌功能延迟，当血糖已经不是很高时，胰岛素却大量分泌出来，造成低血糖。壮火宜清，三黄丸、白虎汤是也。后者是"气食少火"，当血糖低时，机体不能动员胰岛素对抗激素的分泌，维持正常血糖。少火宜补，补中益气汤特效。

低血糖虚实的鉴别要点：① 糖尿病前期、早期多实，中晚期多虚；② 高胰岛素血症多实，低胰岛素血症多虚；③ 平时血糖稳定者多实，不稳定者多虚（常见于血糖波动大的脆性糖尿病）。

（二）升糖起陷汤

【组成】黄芪 45 g、枳实 12 g、炒白术 9 g、川黄连 9 g、知母 30 g、生姜 15 g。

【主治】低血糖症。糖尿病前期或糖尿病早期，经常餐前或睡间低血糖，胰岛素抵抗者。症见发作之时，汗出、乏力、头晕。可有腹坠、腹胀。

【治疗要点】若糖尿病经年，胰岛素分泌不足，怕冷，加仙茅、淫羊藿；老年糖尿病，食量较少，加怀山药、太子参。

附：频发低血糖治验

患者，女，47 岁。2 型糖尿病 14 年，予胰岛素治疗 8 年（每日

56 U），笔者用中药后逐步将胰岛素减少用量直至停用，至今已 5 年未用降糖西药。近半月频发低血糖，发作时心悸、胸闷、冷汗淋漓、手抖，呼吸不相接续，舌暗红苔薄白，脉疾数无力。诊断：糖尿病合并低血糖反应。证属气阴两虚，治以益气酸敛，予生脉散加味。黄芪 30 g，红参 15 g，麦冬 30 g，五味子 30 g，煅龙骨 30 g（先煎），煅牡蛎 30 g（先煎），山茱萸 30 g，白芍 30 g，乌梅 30 g。服用 30 剂后，低血糖未再出现。

第四节　代谢综合征

一、代谢综合征总括

代谢综合征，就像一棵大树。树根是不良生活方式，如过食肥甘厚腻、少动、喝酒抽烟、熬夜等；树干是肥胖；树枝是代谢性高血压、血脂异常、脂肪肝、糖尿病、高尿酸血症、痛风等。因此，预防代谢综合征，必须改变不良生活方式。

我们这个时代，以代谢综合征为时代特征，这在中国数千年里，是绝无仅有的。历史上少数达官贵人的富贵病，在短短的二三十年里，一下子成为"社会病"。膏粱厚味，烹炸滋酒，生湿生热，必以清通为主。清通就是顾护脾胃，而不是一味去温阳护阳。我们这个时代的脾胃病和东垣时代的脾胃病，别之天壤。

二、辨治心法

代谢综合征有两类：一类是虚，一类是实。虚者整体代谢功能低下，需益气健脾、化痰降浊，六君子汤加减；实者大吃大喝，土壅木郁，宜开郁清热、通腑泻浊，大黄黄连泻心汤加减。而饮食中减脂（油腻），或可成为治本的不二选择。

　　笔者治疗代谢综合征，常从肝启动。因为肝脏是糖脂代谢的重要器官，也是胰岛素抵抗的主要成因。从肝论治代谢综合征，若过食肥甘，肝胃郁热之糖尿病者用大柴胡汤；嗜酒、脂肪肝或脂肪性肝炎、血脂异常者用茵陈蒿汤；肝源性糖尿病、血脂异常、肝硬化、胆汁郁滞者用大黄䗪虫丸；肝阳上亢之代谢性高血压用镇肝熄风汤。此为辨病之手法。

三、方药运用

（一）大黄黄连泻心汤

　　此方为现代富贵病第一名方，二三十年代，上海有位名医，给富贵人看病善用大黄，远近闻名。什么道理呢？吃得太好，肠胃负担太重！现代2型糖尿病、代谢综合征也是如此。所以，笔者治富贵病，大黄黄连泻心汤为第一名方。此方主治胃火、肠火。方中大黄清肠热，去浊毒；黄连泻胃火，燥脾湿。浊毒清则脾滞消，肠胃通则气血活。辨证要点：口干渴或口苦，便秘。常用量：黄连 6～15 g，生大黄 6～9 g。此方可作为实胖型代谢综合征的基础方。口渴甚，加石斛、麦冬；大便如羊粪，加生地黄、火麻仁；血糖高，加知母、天花粉；血压高，加夏枯草、钩藤；血脂高，加红曲、晚蚕沙等。

　　笔者用大黄黄连泻心汤，有三点体会：一是药物苦寒，常会引起胃不舒服，需加生姜以暖胃，并宜饭后服；二是大黄黄连的比例要找好。因黄连止泻，大黄通下，门诊糖尿病患者，50% 有不同程度便秘；三是年龄偏大或体质虚胖之人，可加补脾肾之药，因"年过四十而阴气自半"也。

（二）大黄

古今善治富贵病，多以"将军"而成名。但知参芪为补药，哪晓通腑最提神。人畏大黄肠黑变，从来未见致癌病[①]。厚朴三物消胃胀，大黄黄连肠毒清。生峻熟缓酒军弱，大黄附子温下成。"升降"[②]表里散邪气，欲升先降后收功。

真懂大黄，断不会以其为峻泻而畏之，越实越泻越虚越补，实为泄浊不二选择。越是虚积，越是耐受；越是阳实，越是暴泻。

———————

注：① 人畏大黄肠黑变，从来未见致癌病：有文献报道称包括大黄在内的蒽醌类泻剂长期使用会导致结肠黑变病发生，此病与结肠肿瘤的发生有一定相关性。但结肠黑变病的发生与大黄剂量、使用时间均密切相关，笔者临床中还尚未发现服用大黄出现结肠黑变病而转成癌症者。② "升降"：升降散。治疗慢性肾病，常用升降散透邪外出，大黄附子汤温下排毒。

生就西北成霸道，从来独守将军门。欲登寿域千千岁，血常活来腑常清。

———————

注：大黄，乃通腑活血之要药也。在营养过剩的现代，尤其是代谢综合征，大黄绝对是一把利器，即通便又泄浊。生大黄泻峻，熟大黄次之，酒大黄又次之。生大黄（后下）通便大约在服后 4 h、熟大黄在 6 h、酒大黄在 8 h 以上。脾胃弱者，宜饭后服，或配伍山药，可减少大黄对胃的刺激。

附：代谢综合征治验

患者，男，42 岁，既往有高血压、高脂血症、2 型糖尿病病史。症见口干口渴，饮水多，尿量多，纳食多，全身乏力，易饥心慌，大便每日 2～3 次，质软，眠安。舌质暗红，苔薄黄，脉沉小滑略数。查：HbA1c 8.4%，TG 2.49 mmol/L，BMI 33.4 kg/m^2，测 BP 145/105 mmHg。诊断：代谢综合征，膏浊病。证属胃肠实热，湿浊内蕴。治以清热通腑，燥湿化浊。予大黄黄连泻心汤加味：酒大黄（单包）15 g，黄连 30 g，化橘红 30 g，决明子 30 g，生山楂 30 g，红曲 9 g，藏红花 2 g，三七 15 g。服 28 剂后，患者口干口渴减轻，纳食减少。复查 HbA1c 7.4%，TG 1.9 mmol/L，测 BP 140/90 mmHg。

患者，男，52 岁。既往有 2 型糖尿病、高尿酸血症、高脂血症病史。刻下症见面赤，双足背肿痛，指尖时有麻木，大便干，夜尿 3 次，夜寐差，舌红苔厚微腐底瘀，脉沉略滑数。查 HbA1c 8.2%，TC 6.23 mmol/L，TG 8.49 mmol/L，UA 671 μmol/L。诊断：代谢综合征，膏浊病。证属痰热内阻，瘀浊未清。治以清热化痰，通络泻浊。予小陷胸汤加味：瓜蒌仁 30 g，半夏 30 g，黄连 30 g，黄柏 30 g，威灵仙 30 g，秦皮 30 g，五谷虫 30 g，生山楂 30 g，土茯苓 30 g，萆薢 30 g，金樱子 30 g，山药 30 g，苦参 15 g，红曲 9 g，生大黄 6 g，水蛭粉 6 g，干姜 6 g，服 40 剂后，诸症减轻，复查 HbA1c 5.5%，TC 3.14 mmol/L，TG 2.18 mmol/L，UA 487 μmol/L。

患者，男，40 岁。既往有 2 型糖尿病、高血压、血脂异常、肥胖、重度脂肪肝病史。症见乏力，嗜睡，腰痛，口干渴，舌偏红苔微黄，舌底络脉瘀滞，脉沉弦。查 HbA1c：7.9%，ALT 74 U/L，TBIL 28.9 μmol/L，CHO 5.40 mmol/L，TG 2.15 mmol/L，BMI 32.9，BP 160/100 mmHg。予大黄黄连泻心汤加味：茵陈、赤芍、知母、泽泻、钩藤、牛膝各 30 g，黄连、陈皮、苍术、天麻各 15 g，生大黄、红曲各 6 g。服 8 个月诸症消，复查 HbA1c 4.88%，ALT 22 U/L，TBIL 24.9 μmol/L，CHO 3.14 mmol/L，TG 1.01 mmol/L，BMI 29.06，BP 120/80 mmHg。B 超：轻度脂肪肝。

第五节　甲状腺疾病

一、方药运用

（一）消瘰丸

消瘰丸出自《医学心悟》，由牡蛎、玄参、贝母组成，功能清热化痰散结。笔者用此方加夏枯草、黄芩治疗突眼性甲亢；加雷公藤、生甘草治疗桥本甲状腺炎；加莪术、三七治疗甲状腺结节；加猫爪草、壁虎、王不留行治疗坏死性淋巴结炎，效果较好。笔者常用生牡蛎 30～120 g，浙贝 9～15 g，玄参 30 g。见效后改成水丸。另有出自张锡纯《医学衷中参西录》的消瘰丸（组成为牡蛎、黄芪、三棱、莪术、血竭、乳香、没药、龙胆草、玄参、浙贝母），可用于治疗甲状腺癌。

（二）夏枯草

夏枯草，为清肝散结第一圣药。对甲亢合并甲状腺肿大、甲状腺结节及淋巴结肿大属肝胆郁火者，最为适宜。笔者用之，剂量从 30 g 起步，最大用至 120 g，未见明显毒副作用。赞曰："少阳火郁夏枯草，清肝散结肿毒妙。"疾病缓解后，可用夏枯草熬膏，巩固疗效。

（三）雷公藤

免疫乖戾属雷公，自身抗体是靶中。审因辨态立主方，抗免环节加此雄。久煎酌配茵草味，保肝护肾减毒灵。男女警惕生殖毒，或择二线穿山龙。从来大毒即大药，熟谙驾驭取神功。

注：雷公藤，治疗免疫乖戾，即自身免疫性疾病，可抑制免疫反应，降低自身抗体的滴度，如用其治疗桥本甲状腺炎抗体升高者有效。重症若体壮实、肝功能好，每日 30 g；轻症体弱、肝功能好，每日 15 g。可配伍茵陈、生甘草或五味子护肝减毒，需每月复查肝肾功能，来调整雷公藤剂量。未生育者慎用，或可选用二线药穿山龙。

附：甲亢治验

患者，男，39 岁。近 2 个月来体重减 5 kg，查甲状腺功能：FT3

11.33 pmol/L（正常范围：1.71～3.71 pmol/L），FT4 3.06 pmol/L（正常范围：0.7～1.48 pmol/L），TSH 0.005 MIU/L（正常范围：0.35～4.94 MIU/L），甲状腺B超示：甲状腺弥漫性改变。症见易饥，手颤，眠差，大便1日4次，舌红苔黄腻，脉细弦数。治以消瘰丸加味：夏枯草120 g，玄参30 g，浙贝母15 g，生牡蛎30 g，王不留行30 g，枯矾6 g，五倍子9 g，三七6 g，黄连15 g，黄芩15 g，黄柏15 g，煅龙骨30 g，煅牡蛎30 g，炒酸枣仁45 g，生姜3片。加减治疗3个月后，体重增加6.5 kg，复查甲状腺功能：TSH＜0.03 MIU/L，FT3 5.33 pmol/L，FT4 2.39 pmol/L。继服3个月，体重增6 kg，乏力、易饥缓解，心悸、失眠明显改善，甲功恢复正常，肝肾血象未见异常。

患者，女，16岁。甲亢病史半年余，症见心慌不适，舌偏红苔少，脉细弦数。查甲状腺功能：TT3 174.9 nmol/L，TT4 14.76 nmol/L，FT3 8.61 pmol/L，FT4 34.1 pmol/L，TSH 0.02 MIU/L，治以消瘰丸加味。夏枯草60 g，浙贝母15 g，玄参30 g，生牡蛎60 g（先煎），莪术15 g，三七6 g，清半夏9 g，黄连6 g，生姜15片，西洋参9 g，炒白术15 g，石斛30 g。加减治疗2个月，复查甲状腺功能：TT3 111.8 nmol/L，TT4 10.37 nmol/L，FT3 5.02 pmol/L，FT4 12.06 pmol/L，TSH 4 MIU/L。随访3个月未复发。

患者，男，52岁。既往有桥本氏甲状腺炎合并甲亢2年。查双眼突眼度＞18 mm，重影，眼睑肿胀不能闭合，症见心慌，乏力，怕热，多食，大便每日4～5次。查TPO 1 457.2 IU/ML，TG 864.4 IU/ML。治以消瘰丸加味。夏枯草60 g，黄芩30 g，玄参30 g，生牡蛎30 g，浙贝母15 g，莪术30 g，三七9 g，雷公藤30 g，鸡血藤30 g，生甘草15 g。治疗4个月后，突眼回缩4 mm，眼睑可闭合，视物重影减轻70%。复查TPO 292.3 IU/ML，TG 179.8 IU/ML。

二、亚急性甲状腺炎

辨治心法

急性亚甲热瘿痛，少阳温毒蕴发生。普济消毒①为靶方，夏枯黄药五味②灵。

注：① 普济消毒：即为普济消毒饮，出自《东垣试效方》，组成为牛蒡子、黄芩、黄连、甘草、桔梗、板蓝根、马勃、连翘、玄参、升麻、柴胡、陈皮、僵蚕、薄荷。该方集"清解少阳、疏风透邪、凉营解毒"于一身，可以作为亚急性甲状腺炎"火郁发之"的靶方。② 夏枯黄药五味：即为治疗亚急性甲状腺炎的靶药——夏枯草、黄药子、五味子，其中应注意的是黄药子伤肝，故加以五味子护肝。

三、瘿积

甲状腺癌的中医病名究竟叫什么更合适？因为它不能等同于传统的"瘿病"或"瘿瘤"。瘿病太宽泛；瘿瘤，尤其是气瘿、血瘿、筋瘿，很容易和单纯性甲状腺肿相混淆。因此，笔者认为称之"瘿积"比较好，积可以是结节、囊肿，也可以是肿瘤，包括良性、恶性肿瘤（癌）。

瘿积在分类上可以考虑将其分为"阴积"和"阳积"两大类。在分期（分态）上可以考虑分为"郁积"和"岩损"两期，因为瘿积未必会经过"热"的阶段，有些郁积也未必一定会发展为虚损，也未必发展为岩。

另外，此病多于精神不悦、压力过大、忧思伤脾等有关。肝主疏泄，一是疏泄情志，一是疏泄脾胃。肝郁日久成积，积而生变成癌。肝郁日久，未有不影响脾胃，继而生痰、生湿、生浊，化热则为痰热、湿热、浊热。肝郁日久，未有不累及肝肾。所以，笔者认为"瘿积"主要责之于肝，累及于五脏，由气血而及阴阳，可以作为一条主线。

第五章

自身免疫病

---------- 一、辨治心法 ----------

自身免疫性疾病，当分免疫失调和免疫低下。失调者，治以和法；低下者，治以补法。

注：和法，乃八法中之最难者，有外和与内和之别。外和者，必有外邪，邪居于半表半里之间（多见耳侧、淋巴、血液、甲状腺、膈膜、肝胆脾胰、生殖系统等疾病），与正交争，往来进退，寒热交替，柴胡类方加银柴胡、夏枯草、青蒿之属。内和者，自身免疫，自家人不认自家人，柴胡类方加五味子、雷公藤、生甘草之属。故自身免疫性疾病属失调者，治以和法，此处和法为内和。

---------- 二、糖皮质激素对策 ----------

增一毫若斗牛冲天，少一厘则如泥瘫软。肾火亢取知柏地黄，命火衰择龟鹿二仙。

注：增一毫若斗牛冲天，指肾上腺糖皮质激素过量，引起的亢奋、欣快、失眠、躁动等表现；少一厘如泥瘫软，指肾上腺糖皮质激素不足，

引起的乏力、水肿、嗜睡、胆小。前者治之以坎离既济汤，即生地黄、知母、黄柏；后者治之以二仙汤加龟甲、鹿角。

另外，中药减轻糖皮质激素副作用的效果非常好。糖皮质激素是"火毒"之品，会造成阴虚火旺，如类固醇性糖尿病下午血糖高，舌的特点是暗红或深红，苔厚腻或黄厚腻。这种现象发生的本质为细胞内缺水，而细胞外水潴留，此类似于湿热伤阴。因此，类固醇性糖尿病的治则为清热利湿、养阴活血。靶方为知柏地黄汤，靶药为知母、盐黄柏、生地黄、川黄连、赤芍。在醋酸泼尼松片减到 10 mg 以下时，则可开始加用二仙汤。

附：二仙汤加味治疗肾上腺皮质腺瘤切除术后案

患者，女，44 岁。双侧肾上腺皮质腺瘤，出现命门火亢之表现：一口气爬 30 层楼，来回 10 趟也不觉得累，每晚睡 1 小时，精力无限。外科治疗切除左侧腺瘤后，查皮质醇、TSH、ACTH 均低于正常。右侧腺瘤暂保留，大小为 20 mm×19 mm。症状与术前比犹如冰火两重天，出现命门火衰之表现：怕冷、萎靡、瘫软。治疗予二仙汤加味（其中淫羊藿 30 g，炮附片 60 g，莪术 30 g，三七 15 g）。患者服药 1 个月，激素全面升至达标，右侧腺瘤缩至 19 mm×10 mm。

注：笔者在肿瘤治疗上非常喜欢用二仙汤，此方可以治疗肿瘤，改善情绪，改善生活质量。笔者把它称作"肿瘤免疫疗法"，即肿瘤末期多颓阳，命门火衰诸脏戕。仙茅除霾精神爽，淫羊调得免疫强。

三、糖皮质激素减毒要点

（一）折肾火需兼顾滋肾阴、清湿热

糖皮质激素为火毒之品，既有火毒伤阴，又有血瘀水停。在大剂量激素应用阶段，用知母直折肾火，生地滋肾养阴，黄柏清利湿热。

（二）补肾阳需兼顾温肾气、利脾湿

在激素减量阶段，用二仙汤补肾阳，附子、肉桂温肾气，茯苓、泽泻利脾湿。

（三）活血化瘀贯彻始终

因激素耗阴且致瘀，故活血化瘀贯彻始终。瘀热用赤芍、牡丹皮，血黏用丹参、三七。

第六章

急重症

一、阳厥、阴厥

（一）辨治心法

腹热肢凉为阳厥，行气开闭四逆散；四末冰冷腹亦冷，阴厥回阳四逆汤。

注：感染性休克，早期多热深厥深。热深者，胸腹扪之热，甚至烫手，厥深者，四末凉冷，血压偏低，治宜行气开郁，四逆散加减。休克晚期多内外皆寒，四末冰冷，血压低甚至测不出，治宜回阳救逆，四逆汤加减。休克时，由于菌血症或脓毒血症，保护肠道举足轻重，宜通腑活血、菌毒并治，肠胃通则气血活。

（二）方药运用

解毒活血汤，由连翘、葛根、柴胡、当归、生地黄、赤芍、桃仁、红花、枳壳、甘草组成（《医林改错》），主治瘟毒吐泻转筋之初得者。此方特别说明，若见汗多，肢冷，眼塌不可用。笔者用其治疗感染性休克早期热深厥深阶段。一旦由热转寒，胸腹四肢冰冷，则万不可用，以其加速亡阳故也。

二、热毒伤津与热毒伤阴

我们在治疗大量温病高热患者的临床中发现：在口干、舌燥、大渴欲饮的气分高热阶段，迅速大量的补液，加麦冬、石斛、天花粉等生津之药，肺胃津伤之证往往得到较快纠正。一旦进入舌绛苔光、舌卷萎缩、小便黄赤短少的肝肾阴伤阶段，即使大量补液，阴伤之证仍难以纠正，而此时加入咸寒养阴药如牡蛎、龟甲、鳖甲则疗效显著。

热毒伤阴是贯穿于温病全过程的病理表现。早在清代初期，温病学家叶天士就提出"甘寒养胃津""咸寒滋肾阴"，即把热毒伤阴，分为津伤和阴伤两大阶段的初步构想。我们推测：肺胃津伤阶段，可能以细胞外液丢失为主；而肝肾阴伤阶段，可能以细胞内、外液共同损伤为特征。故肺胃津伤，治以甘寒之沙参麦冬汤；而肝肾阴伤，治以咸寒养阴之三甲复脉汤。

三、危急症救治方——人参汤

针对地震等灾难中受伤失血的患者，可以服用人参汤。失血者，红参最好。若条件所限，生晒参、西洋参、太子参、党参等均可用。使用方法：① 失血严重，一般红参 15～30 g，小火煎成 500 ml，不拘时，1 天之内服完。② 若有条件，炖肉汤（羊肉、牛肉最好），在肉汤里加红参 15 g、当归 15～30 g、生姜 15 g。

注：吉林人参，用于调补，每日 1～3 g；用于治病，3～15 g；用于回阳，15～30 g。然调补，亦须间断服用。《素问·至真要大论》曰："久而增气，物化之常也，气增而久，天之由也。"

吃药上火，亦当分补而上火与热而上火。人参属前者，干姜应属后者。

附：临床治验

2003 年笔者会诊 1 例重症 SARS 患者，男，35 岁。发热 7 日，体温最高达 39.6℃，伴干咳、胸闷气促、动则加重。已予多种抗生素及甲基强的松龙 120 mg，每日 2 次，配合无创呼吸机治疗，但患者仍喘憋重，口干舌燥，多汗，手足心发热。辨证属气营两燔之重证。予犀角地黄汤合白虎汤加减。生石膏 60 g（先煎），水牛角 60 g（先煎），生地黄 30 g，赤芍 30 g，芦根 60 g，黄芩 15 g，生大黄 6 g，红花 10 g。服 3 剂，咳喘大减，余症减轻，激素减量至 80 mg，每日 2 次。

患者，男，74 岁。免疫抑制剂治疗后感染发热 4 日，邀笔者会诊，刻下：神清面赤，周身泛发红疹，测体温 39.8℃，胸片示：双下肺纹理增粗。尿常规：红细胞 5～6 个 /HP。舌红苔黄腻，脉细数，细思乃邪伏于内，郁而化热，发于营血，波及气分所致，予犀角地黄汤加味：水牛角 60 g（先煎），生地黄 60 g，赤芍 30 g，牡丹皮 15 g，生石膏 60 g（先煎），金银花 30 g，竹叶 15 g，野菊花 30 g，鱼腥草 30 g，车前草 30 g。服 1 剂热退，皮疹转淡。3 剂后，无发热，皮疹明显消退。

第七章

伏气温病与外引伏邪

································ 一、表、表邪、表症、表证 ································

表，指人体之表，即皮毛也。表邪，指从皮毛而入之邪气。表症，指或恶寒或恶风或伴发热等为主的症状。表证，指因表邪由皮毛而入，以恶寒或恶风，或发热、头痛、身痛、腰痛，骨节疼痛，舌淡红苔薄白，脉浮紧或浮缓等为主要临床表现的证候。

································ 二、伏气温病与外引伏邪 ································

（一）总括

伏邪之病由外感，劲哮肾炎风心见；越是顽疾邪越深，有表无表透邪关。伏气温病类外感，慢感急作胰泌胆；但见表症无表邪，直捣巢穴莫彷观。邪伏经络开腠理，邪伏脏腑升降散。外感传变与伏气，初治手法地与天。

注：伏邪之病，常由外感引动内伏之邪而发病。如哮喘、风湿性心脏病、慢性肾炎等，每遇感冒，病必加重。治之，唯透邪扶正。伏气温病，发病初起，常见发热恶寒之表症，虽类似外感，而非外感，如慢性胆囊炎、慢性胰腺炎、慢性泌尿系感染等急性发作。治疗宜直捣穴巢，

且勿被表症之假象所迷惑而用解表之药。凡慢性感染性疾病急性发作，大多可按伏气温病考虑，此类辨证最见功夫。伏邪与伏气温病的治疗，差异巨大。伏邪之病，若邪伏经络，则予麻桂剂开腠理；若邪伏脏腑，则予升降散透邪。而伏气温病，治疗则直捣巢穴。

（二）伏气温病

伏气温病，是一类以发热为主症，从内而发的疾病。伏气，不是一定要有伏邪。比如急性胆囊炎，可因进食油腻而诱发；急性胰腺炎，可因过量饮酒引起，均可能与外邪无关。发病时，可以有发热恶寒之表症，但无表邪。故伏气温病的辨识，至关重要。治伏气，且莫为表症障眼，可从气营入手（多见于气分，营血次之），直捣其穴，此治疗之最紧要处。专病专方常被首选，如慢性泌尿系感染急性发作之八正散，慢性胆囊炎、胰腺炎急性发作之大柴胡汤，慢性扁桃体炎急性发作之凉膈散，慢性支气管炎急性发作之大青龙汤。

有表症而无表邪，常见于伏气温病。有里症而无里邪，常见于病邪在表但表症不显者，如急性肾炎，症见水肿、尿少，此时不在利尿，而在用麻黄加术汤类发汗，此可举一反三。

对表症，最要紧的是辨清新感和伏气。新感必有外邪，伏气未必见有；新感由表及里，伏气由里及表；新感黏膜（皮肤、呼吸道、消化道、尿道等）起病感而即发，伏气黏膜伏病常有诱因；新感关注邪正，驱逐外邪，伏气把握新旧，着眼沉疴；新感一蹴而就，宜快刀斩乱麻，伏气缠绵反复，宜养精蓄锐，静待战机。

伏气温病的特点：① 发热必见，反复发作，确与感染有关。② 有表症而无表邪：病起于所伏之所（震源），波及卫表，较少深入血分，多在气分流连，或气营两燔。③ 以伤阴为主线：不似脏腑风湿，以伤阳为主线。④ 诱因复杂：慢性胆囊炎急性发作可以是过食油腻引起，慢性泌尿系感染急性发作可以是生气、熬夜等引起。⑤ 治病求本，但用靶方靶药，直捣巢穴。

（三）外引伏邪

外引伏邪，是邪伏于内，已成疾病，每当外邪引发而导致病情加重的疾病。这种外邪，常常由于感冒，比如肺心病、风心病、慢性肾小球肾炎等。本由外邪内伏而病，一旦感冒，病情立即加重，此种笔者称之为外引伏邪。所以本质上，外引就是要按照外邪来治。

伏邪为病，最是缠绵，尤以哮喘、风湿性心脏病、肾炎为甚，每遇感冒，病必加重。病越到后期，越容易忘记病根。哮喘但知平喘，心衰只晓强心，肾衰专顾补肾，全然不记伏邪之事。伏邪在慢病，有一分伏邪，便有一分坏病。稳定期不坚壁清野，加重期不力克新感，则客邪不断，藏伏益深，病必渐重。治之，唯透邪扶正。如慢性肾衰，有因急性扁桃体炎而加重的，只需轻剂升降散透邪，肌酐即大幅下降，这便是控制了诱发因素。

八法之外，唯透法最难，而伏邪藏匿，内舍脏腑者尤难。何也？脏器已损，功能已衰，障人眼目。许多脏腑之病，源自外邪，内舍脏腑，如风湿性心脏病、病毒性心肌炎、慢性阻塞性肺疾病、慢性肾炎等，每遇外感，病恒加剧，此最佳透邪之机。治宜升清降浊，分消表里，借外感之病势，助邪出表，则缠绵之病根，或可松动矣。

笔者为什么特别喜欢升降散？就是用其透邪。凡清阳不升、浊阴不降，表里不和、交通不畅者，恒用之，每获良效。此方由僵蚕、蝉蜕、姜黄、大黄、米酒、蜂蜜等组成。升降散源于《万病回春》之"内府仙方",后被其他医家收录更名为"太极丸""赔赈散",至杨栗山《伤寒温疫条辨》将其改名为"升降散",主治"表里三焦大热,其证治不可名状者"。《伤寒温疫条辨》云:"是方以僵蚕为君,蝉蜕为臣,姜黄为佐,大黄为使,米酒为引,蜂蜜为导,六法俱备,而方乃成……盖取僵蚕、蝉蜕,升阳中之清阳;姜黄、大黄,降阴中之浊阴。一升一降,内外通和,而杂气之流毒顿消矣。"蒲辅周老先生认为此方为治疗瘟疫之总方,并说"治瘟疫之升降散,犹如四时温病之银翘散"。

注:笔者用蝉蜕、僵蚕,主要治原发性肾小球疾病,表现为脏腑风湿者。每见扁桃体或咽后壁急性感染,蛋白尿则加重。蝉蜕、僵蚕,主要是疏散风热、透邪出表,从而减少蛋白尿。糖尿病肾病,笔者不用蝉蜕、僵蚕,而用水蛭、土鳖虫、地龙等虫类药通络。

附:升降散治验

升降散加减治疗反复发作性坏死性淋巴结炎案:患者,男,12岁。既往有反复颈部淋巴结肿痛、发热病史。此次颈部淋巴结肿痛伴发热2月余,体温持续不退,其间时有高热,予抗生素治疗无效,用激素可退热。刻下:体温38.7℃,右颈淋巴结肿大如蚕豆,质硬疼痛拒按,大便难。舌红绛,苔黄厚微腻,脉滑数。病理:组织细胞坏死性淋巴结炎。此属伏气温病,当用升降散给伏邪以出路也。予升降散加减。蝉蜕10 g,僵蚕10 g,生大黄3 g,全蝎5 g,蜈蚣2条,土茯苓30 g,败酱草20 g,野菊花20 g,生石膏30 g,芦根30 g,赤芍20 g,牡丹皮15 g,三棱3 g,莪术3 g。此方加减服19剂,热退结消便通而愈。

升降散加减治疗慢性肾衰竭合并高热案:患者,男,63岁。既往有2型糖尿病20年,糖尿病肾病9年,慢性肾衰竭(尿毒症期)1年。此次因"全身浮肿3年,加重半年"入院,在入院后的第41日,患者出现发热,无恶寒,体温最高达39.4℃,应用多种抗生素无效,邀笔者会诊,见患者极度虚弱,高热,无汗,口渴,伴咳嗽气喘,全身高度浮肿,小便短少,全天尿量600 ml。舌质淡苔白厚腻,脉沉弱细数。处方予升降散加减：蝉蜕 6 g，僵蚕 6 g，片姜黄 6 g，生大黄 3 g，黄芩 15 g，桑白皮 15 g，白茅根 60 g，芦根 30 g。患者当日服药 1 剂，药后第 2 日小便量增至 1 000 ml 以上，热随溲泄，脉静身凉，体温降至 37℃，症情平稳，已入坦途。

第八章

妇科及皮科

第一节　妇科

一、种子心法

子宫好比土地，热了、寒了、旱了、涝了、淤了、营养不良、营养过剩都不行。种子，首先要改善环境。笔者治不孕，遵照此训，多收宏效。热了，清经汤；寒了，大温经汤；旱了，玉女煎；涝了，苍附导痰汤；淤了，少腹逐瘀汤；营养不良，十全大补汤；营养过剩，大黄黄连泻心汤。

二、女性"小三联征"

子宫肌瘤合并乳腺增生、甲状腺结节，称为女性"小三联征"。女性抑郁症，易患"小三联"；男性抑郁症，易影响肝和胃。气机郁滞，男子走肝胃，女子走"三联"。"小三联征"总的治疗原则为开郁化痰、散结通络。除了因郁而结者，亦有因虚而结。故总体来说，不外虚实两类，即郁而结，虚而结。郁者散之，虚者补之。散郁，四逆散减白芍甘草，加郁金。散结用夏枯草、三棱、莪术、王不留行、浙贝母、生牡蛎。若肝郁化火，可保留白芍，主要是敛肝，用量15~30g。化瘀、破瘀，常用桂枝茯苓丸，或加三七、桃仁、土鳖虫、水蛭。对子宫肌瘤，用莪术配三七，此时三七多在9g以上。

三、方药运用

（一）当归六黄汤

此方是调整更年期阴阳气血之效方，李东垣称之为"治盗汗圣药"。笔者主要将其作为围绝经期综合征的靶方。少量用黄芪，常去熟地黄，以防滋腻。女性更年期，重在调血调肝，当归宜配制首乌；"年过四十而阴气自半"，故肾气不足加淫羊藿、枸杞子；多汗加煅龙骨、煅牡蛎、山茱萸；失眠加炒酸枣仁、夜交藤；心悸加苦参、生牡蛎。

（二）仝氏闰颦散

【组成】当归、三七、天麻、川芎、白芷、制川乌。上药等比例，共研细粉，混匀。

【服法】早饭前取6g，用一小勺蜂蜜调匀，温水送服，黄酒送服更佳。经期前4日开始，连服7日，连续服3个月经周期。

【主治】经期头痛。

【辨证要点】经期头痛，常伴痛经，腰腹发凉，得暖则舒，四末不温。

（三）少妇得欢散

【组成】制香附1g、三七1.5g、当归1.5g、制首乌1.5g、淫羊藿 0.5 g。

【服法】以上为 1 日量,研粉混匀,每次 6 g,早饭前温水冲服。1 个月为 1 个疗程,一般 3～6 个疗程。长期服用,可延缓衰老、美容。

【主治】郁郁寡欢。

【辨证要点】月经量少,或有瘀块,或有痛经,或有甲状腺结节,或有乳腺增生,或有子宫肌瘤。

(四)延坤散

【组成】制首乌 2 g、当归 1.5 g、淫羊藿 0.5 g、三七 1.5 g、西洋参 1.5 g。

【服法】将五味药打成细粉,混匀。以上 7 g 为 1 日量,早饭前用温水送服。

【主治】用于 35 岁以上女性,易疲劳,月经量少,或有瘀块,腰膝酸软,发白,易脱发。更年期及前后,无论有无典型更年期症状,均可长期服用。

(五)仝氏三联消癥汤

【组成】莪术 15 g、三七 9 g、枯矾 1.5 g。

【功效】化瘀消痰。

【主治】子宫肌瘤。

【辨证要点】肌瘤小于 3 cm 可用此方;关注有无合并甲状腺结节和乳腺增生,即"小三联征"。注意虚郁之辨证。

【治疗要点】经期仍可服用,注意经量变化;郁滞者加广郁金;肾虚者加枸杞子;甲状腺结节加浙贝母;乳腺增生加王不留行。

（六）经少燥郁煎

【组成】当归15g、苏木9g、佛手9g、玉竹15g、生地黄15g、北沙参15g、菟丝子15g、淫羊藿9g、枸杞子9g、炒酸枣仁15g。

【功效】滋阴润燥，养血调经。

【主治】月经量少。

【辨证分析】治疗月经量少，要抓住一个"燥"态和"躁"态。女子以肝血为主，津（精）血同源，血燥津亏精少为标为证（症），而生"燥"态。先天阴分不足、反复流产、精神压力、熬夜耗神等为因，易生"躁"态。针对"燥"态，甘寒养肺胃之津、养血润燥、补肾益精；针对"躁"态，苏木、佛手，疏肝解郁、酸枣仁安眠缓躁。

附：妇科验案

保胎案： 患者，女，30岁。1型糖尿病12年（脆性）。结婚5年，曾2次因前置胎盘和胚胎停止发育而流产。超声示：子宫内膜菲薄。先以清胃热降糖，补肾活血调理4月，服完体质明显改善。再诊：已孕45日。腰部下坠，乏力纳呆，苔薄，脉滑。治以补气健脾、益肾固胎，予黄芪30g，当归15g，黄芩9g，炒白术9g，茯苓15g，肉苁蓉15g，锁阳15g，炒杜仲15g，怀山药15g，葛根15g。上方加减服用7个月。2014年12月顺产一子。

薏苡附子败酱散治疗慢性附件炎案： 患者，女，48岁。2002年、2009年分别行子宫肌瘤、左侧卵巢囊肿切除术。既往有慢性附件炎（左包裹性积液）病史，刻下：腰部刺痛，溲频，寐差，心烦易怒，烘热汗出，善太息，大便3日一行。舌红苔黄腻，脉滑数。辨证为下焦寒湿郁久化热，治以生薏苡仁60g，黑附子9g（先煎），败酱草30g，生蒲黄30g（包煎），丹参30g，酒大黄6g，桂枝30g，莪术30g，桃仁9g，香附9g，王不留行30g，橘络9g。此方加减服2个月，诸证痊愈。

重用王不留行治疗乳房快速增长案：患者，女，14 岁。乳房快速增长 4 个月，质硬。智力障碍。病理：乳腺发育伴假血管瘤样间质增生。MRI：双侧乳腺多发病灶伴腋下淋巴结肿大，不除外炎性改变。苔薄，脉略沉数。治以王不留行 90 g，枯矾 9 g，广郁金 15 g，炮穿山甲 9 g，盐黄柏、知母、生地黄、败酱草各 30 g。加减服用 4 个半月，双侧乳房明显变软，周长缩减 3 cm，余无不适。

第二节　皮科

一、痤疮

辨治心法

痤疮主要有两大类型：肾火型和胃火型。辨证要点：肾火型，性发育期命门火亢，激素旺盛，痤疮主要分布在额头，宜知柏地黄丸加减；胃火型，常贪食冷饮，脾滞胃热，痤疮主要分布在口唇或鼻周围，宜半夏泻心汤加减。无论哪种类型，均可加生薏苡仁 30～60 g；若有脓头，加蒲公英、土茯苓。

附：半夏泻心汤治疗痤疮案

患者，女，26 岁。面部丘疹反复发作 6 年，伴背部广发丘疹，时痒，春夏季节加重，曾服大量清热解毒中药而未效。平日四肢末端欠温，但手脚心热，入夜尤甚。刻下颜面潮红，皮肤灼热，丘疹以脓疱为主，挤压有白色米粒样分泌物排出，时常便秘。舌红，苔薄黄边齿痕，脉数。诊断：痤疮，粉刺。证属脾滞胃热，予半夏泻心汤加减。半夏 30 g，黄连 15 g，黄芩 30 g，丹参 30 g，生甘草 15 g，白芍 15 g，生姜 3 片。服 14 剂后，颜面、背部丘疹已愈大半，四末温凉正常。后改水丸服 1 个月善后，诸症悉平。

二、药疹

辨治心法

药疹之急性起病者，迅即发出，疹色鲜红或赤红，常伴发热、瘙痒，此病类似伏气温病。由内及外，由营透气，治宜清营汤加黄柏、苦参、白鲜皮、地骨皮。

附：药疹及其他皮科疾病治验

犀角地黄汤加减治疗全身药疹案：患者，男，39岁。2周前服氨苄青霉素后出现皮疹及发热，刻下测体温38.2℃，全身红色斑疹弥漫成片，略高皮肤，压之褪色，舌红苔腻微黄，脉滑数。诊断：药毒，证属于血分热毒，治以清热凉血透邪，予犀角地黄汤加减。水牛角、生地黄、生石膏、地骨皮、白鲜皮、白茅根各30g，玄参、紫草、地肤子各15g，苦参9g，蝉蜕6g，荆芥穗、薄荷各10g。服汤药3h后体温开始下降，次日无发热，7剂皮疹退净。

重用生地黄治疗药物性皮炎案：患者，男，50岁。因喷洒六六六粉后出现全身起红色小丘疹，高出皮肤，压之不褪色，奇痒，皮肤干燥，脱屑，伴低热，心烦，躁动不安，眼干，咽干，口渴喜凉饮，头晕，视物模糊，身热时自觉皮肤颤动，舌红绛少苔，脉弦滑有力。诊断：药毒，证属于血分热毒，治以清热凉血兼以透邪，予犀角地黄汤合白虎汤、升降散加减。生地黄60g，牡丹皮15g，赤芍9g，玄参12g，紫草15g，蝉蜕9g，僵蚕9g，牛蒡子9g，生石膏30g，知母15g，龙胆草15g。服4剂疹消，余症大减。

犀角地黄汤加减治疗药疹合并感染高热案：患者，男，74岁。既往有丙肝、间质性肾炎、血管炎病史。10天前出现高热，予抗生素曾一度热退，4日前又升至40℃，暮甚夜降。刻下症见周身红色皮疹。舌红苔黄厚腻，脉细数。外院诊断：药疹、真菌感染、肺部感染。因药疹合并感染高热，按伏气温病治。予犀角地黄汤加减：水牛角、生地黄、生石膏各60g，赤芍、金银花、野菊花、鱼腥草、车前草各30g，牡丹皮、竹叶各15g。服1剂热退，皮疹大减。

清营汤加减治疗红皮病案： 患者，女，61岁。全身大片脱皮痒甚2个月，发热1月余，伴心烦易怒、失眠、手抖、身颤，双下肢浮肿，测体温38.5℃。曾予激素等治疗未效。舌干绛体颤苔黄脉数。诊断：红皮病。证属于气血两燔，予犀角地黄汤合白虎汤加减。牡丹皮30 g，赤芍30 g，生地黄60 g，生石膏60 g，徐长卿30 g，银柴胡30 g，五味子9 g，生大黄3 g，黄连30 g，白鲜皮30 g，蛇床子15 g，紫花地丁30 g。服药1周，皮疹脱屑减70%，体温36.8℃。继服3周愈。

四物汤加减治脱发案： 患者，男，34岁。前额两侧及顶部脱发2年。头发稀疏而细，发质枯槁无光，头皮油腻黏着，鳞屑较多，面色少华，舌偏红少苔有裂纹，脉沉细涩。辨证为湿热伤阴血，治以赤芍30 g，牡丹皮30 g，制首乌30 g，当归30 g，川芎15 g，白芷15 g，生薏苡仁60 g，云茯苓30 g。服药1个月，未脱之发已见光泽，稀疏之茸发再生，脱屑减轻。加减继服3个月痊愈。

三黄汤加味治黄色汗斑案： 患者，男，45岁。右颈部2/3皮肤发黄色汗斑4年，痒甚，口渴，寐差，心悸，舌胖边齿痕苔厚腻，脉沉。既往有糖尿病10年、高血压病10年、血脂异常8年，嗜酒。查FPG 8.4 mmol/L，2 h PG13.6 mmol/L。辨证为脾虚湿阻化热。治以健脾化湿，通腑泻热。予苍术30 g，云茯苓45 g，怀山药15 g，佩兰15 g，黄连30 g，黄芩30 g，生大黄9 g，桑叶30 g，水蛭粉6 g（分冲），干姜9 g。服2月汗斑减少约60%。加减继服2个月完全消退，复查血糖正常。

鸦胆子治疗黑色素瘤案： 患者，女，71岁。脚外侧黑色素瘤4年。2年前切除3个，后复发转移至腰部。患者拒绝化疗。症见右胁胀痛难忍，服止痛药已不能缓解，伴饥而不欲食，恶心，头晕，乏力，排尿不畅。以鸦胆子1.5 g为主，配夏枯草、浙贝母、王不留行、莪术、延胡索、川楝子等加减治疗半年，黑色素瘤体积缩小，胁部胀痛及胃部不适消失。

桂枝加附子汤加减治疗荨麻疹案： 患者，女，27岁。荨麻疹反复发作1年余。刻下：面部、腿部大面积红色丘疹，高出皮肤，痒甚，20～30 min可自行消退，多在受寒后发作，平素怕冷，口干不欲饮，经期7～14日，量尚可，痛经。舌淡红，苔厚，脉略滑。辨证卫阳不足、风寒外袭。治以调和营卫、祛风散寒。予川桂枝30 g，白芍30 g，炙甘草15 g，黑附子45 g（先煎2～4 h），生姜5大片，大枣5枚。服28剂，荨麻疹痊愈，自觉较前耐寒。

第九章

方药体悟

（一）八维药纲

里肉桂，表麻黄；寒黄连，热干姜；虚人参，实大黄；熟地阴，附子阳。

注：景岳称人参、大黄、熟地黄、附子为药中四维，即药中之四大金刚也。能用好纲药，标志医术的成熟，八维之意亦如此也。

（二）霸药

霸药，将军之药也。霸方，将军之方也。非此不能攻坚克难也。霸，霸道也。非治大病之药，不可以称霸药；非治大病之方，不可以称霸方。

能神用附子、大黄者，真中医也。倘若能于真寒假热中，大胆用四逆，能于真热假寒中，果敢用白虎，则为上医。

（三）用毒剧药的原则

① 无可替代，非其莫属。否则，能不用就不用。② 除非急

危，小量递增，中病即减或中病即止。③ 讲究配伍，对提前可能预知的毒副作用，在配伍中避免。④ 提前告之，病历上注明已告知。⑤ 定期检查，随时掌握毒副作用是否发生。⑥ 面相识人：凡不知感恩品性不正之人，凡斤斤计较心胸狭窄之人，凡对你不是非常信任之人，一律不用。

（四）"经络畅则脏腑通"用药

脏腑辨证药方中加几味经络药，如黄芪、鸡血藤、葛根、羌活等，就是基于"经络畅则脏腑通"的考虑。

（五）经方：调和之法

不调则病。经方，昭示了调和之大法。营卫失调方：桂枝辈；升降失调方：旋覆花代赭石辈；水火失调方：黄连阿胶辈；气血失调方：四逆辈；阴阳失调方：金匮肾气辈。

（六）药量

现代《药典》规定的绝大多数药物用量，都是3～5钱（1钱=3g）。这个剂量，大多是根据明清医家之用药剂量来规定。实际上离仲景之本源剂量相差甚远。这就导致许多药物的法定剂量，并没有落在有效剂量范围之内。所以，我们许多医生在临床上，不敢以某味靶药单挑担纲，只好多味相同类似功效的药物罗列堆加。

从处方药的量来说，笔者个人习惯上，把古人用三钱（9g）的量改做五钱（15g）。疗效比较可靠。

二、方药心得

（一）川乌

温经力最雄，通阳第一药。畏我如虎狼，懂我成霸道。久煎毒力减，白蜜配姜草。汤成口不麻，病除安全保。

注：仲景以善用猛药治重病大病见长，这其中就包括附子和乌头。《药典》规定附片用量为 3～15 g，制川乌的用量为 1.5～3 g。笔者用制川乌，最多用至 120 g。为保证安全，要久煎 2 小时以上，超过 30 g 要煎 8 小时，以防止炮制不到位。再配生姜、甘草，或与蜜共煎以减毒。临床使用注意从小量开始渐加。

都言乌头大热，然笔者用乌头上火者，百无一二。即使是关节炎红肿热痛，乌头亦不上火。何也？乌头非大热之药也。大寒凝聚关节，寒凉疼痛，乌头通行十二经，气血周流，寒与痛自消。故乌头之大热，非自身也，实由通经而来。如同石膏大寒，非其自身，乃由助力发汗，热必自退。因此，只把乌头当作通经、石膏当作发汗之药可也。

（二）附子

驱散阴翳阳光照，附子通行十二经。减毒久煎姜蜜草，沉疴四逆可回生。附子用量各不同，药不同质怎辨明？粗谈附子多与寡，黑白盐淡未说清。体质强弱地南北，病有五脏老弱情。即谈宜把微细讲，莫把附子一概论。

注：恽铁樵说附子是"最有用亦最难用之药"，笔者在四川绵阳桑枣镇柳坝村，向药农请教当地附子吃法。他们说用附片（炮制后）十来片

炖肉，四五岁以上孩子都可以吃，吃了身体壮。这里把附子当成壮阳药和温补药。

传统药性理论认为半夏反乌头、附子，但乌头、附子与半夏同用，可见于《金匮要略》赤丸方、附子粳米汤。宋以前此类配伍颇多，据陈馥馨统计：《普济方》和《全国中药成药处方集》含十八反共 411 方，半夏配附子达 163 方。李文林统计 811 首含乌头、附子与半夏配伍，主治病症多达 145 种，可见用途之广。故虽是反药，该用则用，胆大心细。

（三）葛根

葛根，既可舒缓骨骼之肌，又可松弛脉络之肌。其温叮扩管，散可解肌；发表解肌可治（感冒）酸痛，舒缓肌肉可治肩凝；扩张脉络，可降血压、通心脑。故知葛根为温通之圣药。

（四）柴胡、桂枝

柴胡重在解热，桂枝实为解表，故柴胡、桂枝联合可解表热。笔者在农家看到当地人治感冒，抓柴胡一大把开水冲泡。也曾看到抓桂枝一大把（约 30 g）治感冒，开水冲泡。

（五）麻黄

麻黄茎根，于汗不同；草茎悍烈，根缓其雄；同一植物，发止两功；防汗太过，一根三茎。麻黄走表，膝开水行；开宣肺气，膈利尿盈；莫专利水，间接作用。

注：麻黄茎与麻黄根功效有别，麻黄茎轻扬升发，能发表宣肺而利

水，而麻黄根重坠收束，可在表收敛而止汗，因此麻黄虽为同一植物，其不同部位乃兼具发表利水与止汗双重功效。

（六）荆芥

荆芥，疏散风邪，难辨风寒风热；辛以透表，勿管偏凉偏温。

（七）菊花

用菊花当茶饮，可清咽利喉，但其性凉微苦，脾胃虚寒者不宜常服。若作药用，疏风清热治风热感冒头痛；清肝明目治目赤肿痛，则用量宜大，10～30 g。

（八）桑蚕

桑叶皮枝黄，僵蚕晚刀郎。桑果樱寄生，桑柴灰与霜。桑叶散郁火，尤善治尿糖。清肺桑白皮，蚕沙调胃肠。螵蛸减夜尿，耳果补肾良。通络僵蚕枝，调肝用桑黄。桑樱利关节，肿灰疗毒霜。桑蚕好伴侣，克糖十二强。

注：十二强，桑叶、桑枝、桑白皮、桑葚、桑黄、桑樱、桑柴灰、桑霜、桑寄生、桑螵蛸、僵蚕、晚蚕沙。桑叶清肺热散郁火而生津润燥、桑白皮专泻肺热，两者可用于糖尿病之上消肺热，且桑叶是尿糖的靶药；桑枝通经络而利肢节，可用于糖尿病晚期之血瘀络阻；桑黄调肝排毒而活血，对糖尿病血瘀者亦有益处；桑葚、桑寄生滋补肝肾，可用于糖尿病下消之肝肾不足；桑柴灰利水止血而蚀恶肉，桑霜拔疗毒而敷痈疽，两者可用于糖尿病晚期皮肤病变溃烂者；桑螵蛸益肾固精而缩尿止浊，可用于糖尿病之夜尿多、蛋白尿；僵蚕祛风通络，化痰散结，可用于糖尿病之瘀血络阻；晚蚕沙和胃化湿而调理胃肠，可用于糖尿病之脾胃枢机不利以及相关胃肠病变。

（九）益母草

益母草，活血利水之要药，妇科尤重。小则活血（＜30 g），大则破血（＞30 g）。治疗经期水肿，水钠潴留型高血压，肝硬化腹水，糖尿病视网膜黄斑水肿，慢性心衰等，皆可从 30 g 起量用之。但＞60 g 使用，若在女性经期者，用量宜慎，以防崩漏，大量破血故也。高血压，用益母草之子即茺蔚子效佳。

（十）夏枯草

夏枯草是降压和散结之要药，肝火或肝阳上亢型高血压皆可用之。笔者用的剂量为 30～60 g，视血压高的程度而定，常配天麻、钩藤、菊花；治甲状腺结节、乳腺增生，常配莪术、三七、浙贝母、牡蛎。若甲状腺功能指标很高，可用至 120 g，随证施量。《神农本草经》谓其治"瘰疬……散瘿结气"。

（十一）半夏

尤在泾云："胸痹不得卧，是肺气上而不下也。心痛彻背，是心气塞而不和也，其痹为尤甚矣。所以然者，有痰饮以为之援也，故于胸痹药中加半夏以逐痰饮。"半夏炮制后，毒已大减。笔者在临床大剂量用半夏有 2 个适应证：① 胃不和则卧不安之失眠；② 舌苔厚腐腻之痰浊。

（十二）荷花

荷花去湿解暑，荷叶化浊降脂，藕汁润肺生津，莲心清心利尿，莲子健脾益肾。

（十三）芦荟

芦荟，解毒可外涂其汁治疗痈肿疮疖及湿疹瘙痒，通便可内服煎汤治疗肝火肠热。笔者用其通便泻肝，常用量为 3～5 g。

（十四）皂角

笔者常用皂角干燥粉末少许，鼻吸，通窍取嚏止呃，效佳。民间有用其美发。

（十五）曼陀罗

又名洋金花、闹羊花等，功能麻醉、止痛、平喘、镇咳，是古代麻醉药的主要成分。用于胃痉挛、关节风湿痛、哮喘、咳嗽等。相传扁鹊、华佗，即用此药进行麻醉手术。著名的麻沸散，据说以洋金花为主，加草乌、川芎、当归组成。

（十六）蜈蚣

蜈蚣，活血散结可治肿瘤、阳痿，息风止痉可治高血压、偏头痛。近贤张锡纯说："蜈蚣走窜力最速，内而脏腑，外而经络，凡气血凝聚之处皆能开之。"笔者用蜈蚣，常入散剂。用法：蜈蚣粉，每日 1～3 g，分冲。治偏头痛，合止痉散、升降散、都梁丸；治阳痿，配川芎、白芍、淫羊藿；治肝阳上亢型高血压，配夏枯草、钩藤。

（十七）蜥蜴

蜥蜴，化痰散结用于淋巴结核、癫痫、肿瘤等；祛风除湿泡药酒可治疗腰腿痛。

（十八）斑蝥

《本草经疏》云："斑蝥，近人肌肉则溃烂，毒可知矣。性能伤肌肉，蚀死肌，故主鼠瘘疽疮疥癣。""性有大毒，能溃烂人肌肉，惟瘰疬、癫犬咬或可如法暂施，此物若煅之存性，犹能啮人肠胃，发泡溃烂致死，即前二证亦不若用米同炒，取气而勿用质为稳，余证必不可饵。"斑蝥服后，"但毒之行，小便必涩痛不可当，以木通、滑石、灯芯辈导之"（《本草纲目》）。故斑蝥内服，需以糯米炒制，配青黛、丹参可缓其毒性。宜入丸散，用量0.03～0.08 g。一般不入汤剂。

（十九）灵芝

笔者用在处方里，15～30 g，单用30～120 g。针对晚期癌症有效，一是改善食欲，二是止痛作用，三是提高免疫力、有强壮作用。若用灵芝孢子粉，每次2 g，每日1～4次。

（二十）大黄

笔者用大黄治疗急性肠梗阻，一般剂量在30～60 g之间，分4～8次分服，以大便通为度，重病即止。多次分服，是保证峻药大剂量有效又安全的方法。但需注意大黄针对的是不完全性肠梗阻，若为完全性肠梗阻则不可用。

（二十一）三七

三七，为预防血管老化之要药。很多"老化"，是从血管老化开始的。笔者把三七当作血管的"清道夫"。30岁以上，每日早上，可冲服1.5 g三七粉，预防血管老化。40岁以上，男性可加

1.5 g 西洋参粉，女性在三七粉、西洋参粉基础上，再加当归粉、制首乌粉各 1.5 g，冲服。常年服用，可延缓衰老。

（二十二）枸杞

秉承天地之造化，含吸宇宙之精专。《本经》列为上品，药食千年同源；冬根春叶秋实，一物三用延年。地骨清乎虚热，杞果培乎肾肝；杞叶茗香一等，除烦止渴中宽。配仙灵（脾）大起阳痿，伍（山）萸肉固涩精关。携菊花清肝明目，合雄蚕子嗣繁衍。补肾填精，幼儿不宜，需担心性腺早熟；离家千里，莫食枸杞，只恐怕男儿不专。味厚滋腻易加重脾湿，胃火不宜拾干柴反添。

（二十三）吴茱萸

吴茱萸温胃不及干姜，温肾不如淫羊藿，唯温肝独特。故胞宫虚寒、阴囊寒冷、胆寒、头痛等寒凝肝脉之证，吴茱萸可独立担纲，剂量在 6～30 g。

吴茱萸汤指征：除寒涎不了了、泛呃欲呕等浊阴上逆之外，面色青灰、山根青黑，是典型的肝寒胃凝之象（消化系统晚期癌症常见此象），此吴茱萸汤之主要指征也。至于头痛、烦躁等，可作为次要指征。

（二十四）黄药子

黄药子是甲亢大药、靶药。除注意选择热证（肝热、血热、湿热）、短时（不超过半个月）、适量（9～15 g）以外，肝损，是可以预防的。笔者用黄药子，喜欢配伍五味子，防止肝损，安全可靠。另外，甲亢肝热、血热者伍赤芍，湿热者伍茵陈，均可以大大减少肝损。

应用黄药子，肝脏损伤的副作用一定要放到视野里。辨证准，用量精，配伍巧。

我们临床上常常遇到甲亢不用西药者，此时的夏枯草、黄药子，便为甲亢靶药。

（二十五）芦根

芦根，乃外感高热降温之圣药。成人过高热，120 g 起步，可用至 240 g 或更大量，退烧迅速。

（二十六）当归生姜羊肉汤

当归生姜羊肉汤，为治疗易感综合征的良方。《素问·阴阳应象大论》曰："形不足者，温之以气；精不足者，补之以味"，此是治疗易感综合征的重要治则。方中当归养血，生姜"温之以气"散寒，羊肉"补之以味"调虚。用法：羊肉 500 g，生姜 50 g，当归 10 g。文火煮，每周 1~2 次。不食羊肉者，可以鸡肉、猪肉、牛肉代替。

（二十七）小柴胡汤

实则峻泻虚来补，寒宜温散热可清。正邪交争由谁判，肝胃不和谁来平？过与不及好下药，唯有"伐谋"最慧聪。千古判官小柴胡，和解之力赛包公。（注：不战而屈人之兵，善之善者也。故上兵伐谋，其次伐交，其次伐兵，其下攻城。——《孙子兵法·谋攻篇》）

（二十八）六味地黄汤

六味地黄丸的适应证，虽有300多种，但有两种病特效：其一是中老年足跟痛；其二是胃黏膜肠上皮化生。前者，可服六味地黄丸浓缩丸，每次6g，每日2次，连服3个月；后者，可服六味地黄丸大蜜丸（含化），每次9g，每日2次，连服半年。

（二十九）脂溢性脱发家庭治疗方

制首乌3g，分心木3g，云茯苓3g，共研细粉，每日9g，早饭中，温水送服。

注：分心木，又名核桃衣、核桃夹、核桃隔，为胡桃科植物胡桃果核内的木质隔膜，有固肾涩精之功。

（三十）龟鹿二仙胶

"年四十，阴气自半也"。真阴，渐损于上之泥丸宫，真阳，渐损于下之命火处。龟鹿二仙胶为正补，然需加益气通络之药。

（三十一）建中汤

同样是建中，大建中汤辛辣，小建中汤偏甜。甘入脾，脾胃虚寒，适合于甜，用小建中汤；辛散寒，脾胃实寒，适合辛辣，用大建中汤。

（三十二）全氏加减五积散

五积寒食气血痰，麻桂平陈桔芷丹。主治寒湿瘀引起的三膜（呼吸道黏膜、胃肠道黏膜、皮肤黏膜）病。

注：麻桂平陈：麻黄汤、桂枝汤、平胃散、二陈汤；加桔梗、白芷、丹参，减干姜、当归、川芎、枳壳。

附：局方五积散：苍术（米泔水浸，去皮）二十四两，桔梗（去芦）十二两，麻黄（去根节）、枳壳（去瓤炒）、陈皮（去白）各六两，干姜（爁）、厚朴（去粗皮）各四两，白芷、川芎、芍药、当归（去芦）、肉桂（去粗皮）、茯苓（去皮）、甘草（炙）、半夏（汤洗七次）各三两。

以上除肉桂、枳壳、陈皮别为粗末外，一十二味同为粗末，慢火炒令色转黄，摊冷，次入桂、枳、陈皮，令匀，每服三钱，水一盏半，入生姜三片，煎至一中盏，去滓稍热服，日二三服。如冷气奔冲、心胁脐腹胀满刺痛、反胃呕吐、泄利清谷及疝癖癥瘕、膀胱小肠气痛，加煨生姜三片，盐少许同煎；如伤寒时疫，头疼体痛、恶风发热、项背强痛，加葱白三寸、豆豉七粒同煎；若但觉恶寒，或身不甚热，肢体拘急，或手足厥冷，加吴茱萸七粒，盐少许同煎；如寒热不调、咳嗽喘满，加红枣煎服，妇人难产，入醋一合同煎服之，并不拘时候。

（三十三）白虎加地黄汤

桂林古本《伤寒杂病论》，有一张方子，叫白虎加地黄汤，可以用来治疗瘟疫、温病气营两燔。笔者在治疗温病、瘟疫时，经常是白虎汤与清营汤合方应用。

（三十四）收缩动力靶药

枳实、枳壳、陈皮、青皮，有收缩膀胱平滑肌的功效，可以算作收缩动力靶药。

另外，需注意，同一类中药，其作用不可简单类推。比如，我们早年做休克研究，陈皮、青皮、枳实注射液，都有收缩外周血管而升压的作用。但是，不可以此类推：理气中药，都有升压作用。比如：厚朴、槟榔。

维 · 新 · 医 · 集

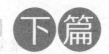

医论

第一章

四诊

一、唯象

见形于物，成象于心，唯物唯心，象居其中。象中有数，数中有象，理藏其内。不易为形，变易为态，简易为道。形象为基，比象为智，抽象为律。象定性势，数定量形。望体象、面象、神象、手象、舌象，闻气象、声象，问隐象，切脉象，观内象，参微象，皆为象诊之术。病为形征，症为表象，证为意象。见一叶而知秋，是象诊的特征。诸象合参，可增加象诊的准确性。唯象，是形与神的统一，是创新之源，合于大道。

二、仝氏五行人阴阳辨识歌

人分木火土金水，五行不外阴和阳。阳木瘦聪易秃顶，清泻抑柔肝火凉；阴木沉思善抑郁，肝气舒达保健康。阳火寒冬绵衣薄，汗多身热心易慌；阴火阳郁皮腠紧，升阳散火汗出爽。阳土憨厚脾胃壮，代谢壅滞病胃肠；阴土脾虚大便溏，囊囊肚腩皮色黄。阳金命硬性刚烈，脾胃健壮筋易伤；阴金肺弱肠易损，外表柔弱内坚强。阳水尿少手足胀，眼带松弛皮发亮；阴水皮薄肾气弱，寒凝经脉手足凉。五行交杂最常见，遗传环境各半镶。神形不一看生克，神形一致看阴阳。相克折寿天命短，相生助寿本命长。

三、四元素致病说

空气、水分、营养、阳光，是人类生存的四大必需条件。其中任何一个方面失衡，都会导致人体的失调。人有四道：气道、血道、水道（包括汗道）、谷道。大为气道，小为气络。大为血道，小为血络，掌管一身之气血。血道，是沟通气、水之枢纽，可载气亦可载水。故血道不通，则气道、水道亦不通畅矣。阳光来自先天命火（如肾上腺皮质激素类、甲状腺素类等，都是极其重要的物质基础）和后天水谷精微在代谢过程中产生的能量和热量。谷道常通，新陈代谢；水道（包括汗道）舟楫，调节湿（度）温（度）。有诗曰：四大元素护命生，四道畅通无病成。气血上焦心肺主，汗尿肾卫下焦控。谷道代谢中焦运，升降出入四旁通。顶焦总理三焦事，体脏经络要平衡。

附：慢性感染性疾病治疗新策略

凡慢性感染，皆与外环境和内环境密切相关。慢性鼻炎、慢性支气管炎、慢性胃炎、慢性肠炎、慢性泌尿系感染、难治性结核等等，甚至最常见的足部真菌感染，也是局部环境不良所为。阳光、水分、空气，人之赖以生存之根基。一有失衡，则环境破坏，于是乎有害微生物孳虐。欲补阳光：补肾壮阳，驱除寒湿，光明丸（全氏光明丸：淫羊藿、人参、附子）可也。水分平衡，诸脏得养，细胞欢悦。水之盈亏，当查细胞内外，补不足，损有余，苓桂术甘汤类。唯空气易被忽略。活血通络，可改善携氧能力，老人尤宜关注。故调态（改善内环境）是抗慢性感染的治本之法。

四、问诊

四诊之中，医生主观者三：望、闻、切，唯问诊是患者客观之感受。客观为主体，主观为补充，应当是中医诊查的一般规律。主观，虽可能抓住某些病的特"征"（指证、体征），但总体来说，宜作为问诊之补充，而不是替代。

不能因为老百姓认"号脉"，我们的医学教育就不敢强调"问诊"。必须实事求是地告诉学生：中医诊疗的过程，按实际需要，应当是：问、望、切、闻。

北京四大名医之首萧龙友，有一段至今仍值得深思的话，尤其是"临证详审，最重问诊"。其云："术理并重，由器而道；天人合一，治病从本；辨证施治，用药精益；临证详审，最重问诊；立法灵活，知常达变；摒弃隅见，融汇中西。"

五、望诊

怎样学会望诊？行三才天人合一，走四方三因制宜。读万卷书，行万里路，谋万人面，知万人心，方可言望诊之技巧也。

温度、湿度、色度，是判断体内阳光、水分、空气状态的简易方法。温度，由能量多少决定，能量即是体内之阳光；湿度由水分之多少决定，望触皮肤即知；色度就是气色，从面、唇、舌底、指甲颜色等一望便知。从气血水入手，调温、调湿、调色，是诊治疾病最直接简易而可靠的方法。

舌是唯一用肉眼观察的内部器官。它真实地反映出体内温度和湿度，所以笔者称舌象为"晴雨表"和"温度计"。

六、切诊

春弦、夏洪、秋毛、冬石之脉象，是古代医生的临床体验。但现代生活，由于夏天空调、冬天暖气等因素，四季脉象多已发生变化，差别越来越小，脉象自当有变。切不可执古以断今也。

仲景之脉诊，以号脉所取之象，平实论之，对病之初久、浅深、趋势、预后，有明晰之判断，直接指导临床。自宋之道人崔真人起，以意测之藏象，强加于脉："心肝居左，肺脾居右，肾与命门，居两尺部"，《濒湖脉学》又加以推广之，脉由是走向玄矣。脉，是医生获取疾病信息的手段之一，故在脉象诊断上，务须废意测藏象之绳墨，起解剖物象之文章，方能有效指导临床实践和教学。

七、闻诊

所谓"病味"，是指医生根据患者的体臭、口臭、溲臭、矢臭等，对机体内环境做出的判断。《大长今》中的徐长今，有"画味"之天赋，此话不虚，她懂得怎样为特殊的食材，配好辅料，而做出美味佳肴。治病亦如此。久病出"味"，根据患者的体臭、口臭、溲臭、矢臭，可以"画"出"病味"。如糖尿病，腐酸甘；尿毒症，臊臭腐甘（烂苹果）；肝病，酸霉臭等。针对"病味"，选择药与食，可调整内环境。所谓"好味"，是指患者对"酸苦甘辛咸香臭腥"等味道的偏好。这种"好味"，常提示病之内环境所需。所谓"治味"，是指食医或疾医，根据"病味"和"好味"，所开出的处方。

第二章

辨证

一、辨证总览

伤寒六经分病程，温病三焦卫气营。内伤辨证归脏腑，气血津液来补充。经络辨证针多用，所有辨证八纲领。后世发挥有创意，万病一统归六经。

二、症、证、病、因论治

现代中医书籍里，症、证、证候，说法、解释不一，很易混淆。笔者理解：症，指症状；证，指证据（包括症状、舌脉）；候，指状态，即病态。强调"症"时，是为了抓主症，对症下药；强调"证"，是找证据，偏重客观诊断；强调"候"，是强调状态，偏重主观诊断，隋代巢元方《诸病源候论》1739 候，即是病态。

审因论治、辨病论治、辨证论治与辨症论治：一是审因论治。中医传统的审因，是体现在辨证论治过程中的，即因机证治。直到目前，西医的许许多多疾病的"因"，是搞不清楚的，如类风湿关节炎、硬皮病、系统性红斑狼疮等。中医这时对"因"的认识，可能更接近于疾病的本质。这种审因论治，是对传统的继承，是指导中医治疗的原点。至于瘤、癌、息肉、内膜异位等，可能都是"因"表现的"症"。但西医有些疾病的因，是非常清楚的，如疟疾、结核等。笔者所提倡的审因论治，是指这些西医明确的"因"，而针对这些"因"的审因论治，在科技不发达的古代是无法实现的，属于创新研究。二是辨病论治。辨病，在这里不是指中医的病，如狐惑、息贲等，主要辨的是西医的病。这种在西医诊断基础上，在充分考虑疾病发生发展结局的全过程的基础上，进行分类分期分证，从核心病机入手，用态靶辨证。如乙型病毒性肝炎，从肝炎到肝硬化、肝癌，态靶都是不同的。这种分类分期后的态靶辨治，是继承（态）和创新（分类分期，打靶）的结合，但更多的是创新。三是辨证论治。辨证论治，就是传统的因机证治。如有的医师强调辨"因"，有的医师更强调识"机"，多数医生主要强调辨"证"。由于"因""机""证"的辨识侧重点有所不同，在"治"上的侧重点亦有所不同，应该通盘考虑，方不至偏颇。四是辨症论治，中西医对症治疗，各有千秋，皆可互参。但中医之症，应将西医检查指标所见纳入症靶之中。如子宫肌瘤、子宫内膜异位、子宫内膜癌等，找到"对症"靶药。审因论治、辨病论治、辨证论治、对症处理，虽然在某些情况可以并用或交错使用。但大的原则，依次是审因论治第一、辨病论治第二、辨证论治第三、对症处理第四。

　　古代中医，以主"症"论治者多，以"病"（相当于现代疾病分类的病，如霍乱）论治者少。同一主症，成因各异，所以辨证。如水肿一症，需辨心水（证）肝水（证）、肾水（证）……因即不同，何来同治？只有同一疾病，有共同之规律，可以寻求通治之方。然亦多局限于急性病。而慢病，其发展的各个阶段，核心病机都发生了变化，亦难一方通治到底（如慢性肝炎—肝硬化—

肝癌）。

辨证的产生，是一种"进步"，也是一种"无奈"。进步，是发现同一个症状，可以有不同的"证候"。如水肿，原始的治疗可能就是针对水肿这一症状，去"利水"。但逐步发现，同样是水肿，心水、肝水、肾水的证候不同，辨"证"论治效果更好。无奈的是对心水、肝水、肾水的病因搞不太清楚，因此，止步于辨证，而难以辨病。因此，古代对"症"的通治方，只能是类似"索密痛"（一种治疗头痛、牙痛、关节痛以及其他慢性疼痛的特效药），对开发"对症"中药有其价值。

抓主症十分重要。因为主症是患者的"急苦"。笔者理解为在我们临床上，当过度强调"辨证"时，容易忽略主症。尤其是慢病，改善证候，过程较慢，须"蚕食"。而对症之药，可速缓"急苦"。从这个意义上讲，对于"主症"特效的通治方，的确需要加强研究。至于对现代疾病的通治方，可能要区分"急病""慢病"。慢病发展的不同阶段，能否"通治"值得深入讨论。这要看是否有贯通疾病全程的病因或核心病机。

症、证、病、因，是现代中医诊断的基本思维步骤。而在证方基础上，针对主症、疾病的病理或指标、病因或诱因的加减，是完善处方的基本思维过程。

以证为基，以症为靶，以病为参，以因为据，就是在共性基础上，准确有效地把握个性，这是提高疗效的关键。在辨证用药基础上，对症用药、对病用药、审因用药，是中医传统的临证思维，不可偏废。即以症为靶减病痛，以证为向求平衡，以病为参知深浅，三足成鼎方不偏。

主症苦楚摆当前，对症治疗莫等闲。证候八纲指航向，表里虚实勿错辨。辨病治疗为难点，求得病方挽狂澜。倘若病能连根拔，审因论治最高端。问鼎中医最高端，症证病因要合参。黑灰

白箱成一统，中西合璧有何难？（注：症——黑箱，病——白箱，证——灰箱）

病因能除病证虚，病因难除贵合机。因机证治需全面，最忌我执设盲区。

辨证，其实就是辨征。它可以反映病机、病性、病位、病势。但对症（针对主症）、辨病和审因论治又常常是非常重要的临证思维，四者结合，方能得心应手。

辨证的本质，是调整内环境，而对症下药，是减轻痛苦。二者不可偏废。

"但见一症便是"，是效方应用之关键。需要临床之功底，需要临证之训练，但更需要"抓主症"的意识。因为这一主症，反映出的是核心病机。那么其他与之相左的征象，可能是非主流，甚至是障眼。此时，需要果断地或舍舌，或舍脉，甚至舍去证的某些表象（如体质特征），唯主症是从。

为什么在长期的治疗过程中，证型会变？疾病自身的发展是内在因素，还有外在因素，那就是药物的干预。特别是激素、免疫制剂、抗病毒药物、中药等，尤其是激素，足疗程、足剂量的应用，足以改变证型。我们上大学那个年代，还能看到肾病综合征的"大白脸"，而现在多数都是"关公脸（大红脸）"。所以，在某种意义上说，我们中医面对的证是一个叠加复合型：疾病＋药物干预。治疗上也必须清楚，哪些是"治病"的，哪些是"治药"的。

辨病方，是我们追求的目标。当然，若能找到病因方，则是治病求本了，但是经常做不到。所以，对症是最低层次，其上是辨证，再其上是辨病，最高是审因论治。可以这样表述：以因为求（治病求本，除掉病因），以病为基（抓住疾病的主线），以证为向（把握八纲的大方向），以症为靶（解决当下的突出矛盾）。根据实际情况，组合成不同的治疗策略和方案。比如，病因不清楚，则从病入手，如果病的规律或效方还没有找到，则从证入手。中医在诊治层次的顺序，似乎应当和追求的目标层次顺序——"因病证症"相反，即抓主症、辨证候、论疾病、查病因。

第三章

治病策略

一、总括

大道至简，道法自然。参透病机，把握机关。一帖病动，四两拨千。一症一药，一病一单，一证一方，药必精专。共性为基，个性体现。急病大治，退兵不难，慢病小治，层层剥茧。未病早调，发于机先。毒剧烈药，撼动即减。君臣佐使，章法井然。小方单刀，大方军团。单病单方，合病合嵌。

自然之理，即是绳墨。合之则效，不合则谬。自然之象，本即直白。雕琢太多，真象反藏。故中医治法，必源于自然之理，合于术数之规。

治病如打仗，有时是一击致命，有时是多兵种协同。前者是握有"克星"，后者则是"宙斯盾"。"克星"可单刀直入，而"宙斯盾"则要变换布阵。若真有克星，则无需布阵也。布阵需懂兵法，知兵法即一定之规；打仗从来无常，方知规矩难打胜仗。以胜仗反思则可，以胜仗推类则不可。中医治法与选药之关系如此。

治病如伏牛，目无全牛，未牵牛鼻，憨使蛮劲，鞭长莫及，必会先输于病。当零散的主诉和四诊的信息，像铺开的一张大网逐步收紧于纲时，你会觉得抓住了疾病的七寸。那种感觉，会使你顿时胸有成竹。

二、因势利导

因势利导，是重要的治则。它的指导思想是给邪出路，顺势而为；它的疗效特点是四两拨千斤，事半功倍。应用之前提，是对病位、病势的准确把握。邪欲表者，汗之；邪欲下者，下之；邪居半表半里者，分消走势。然临证，常见有表症而无表邪，有里症而无里邪之假象，徒发其表或徒泄其里，反误病情，尤当慎辨。

邪欲出，顺病势而为之，四两拨千斤；病膏肓，挽狂澜于既倒，重剂起沉疴。

病在势上，必待其衰，方可攻之（所谓"无邀正正之旗，勿击堂堂之阵，此治变者也"。《孙子·军争篇》）。然亦有例外，即手中有特效之药，药力十倍于病，则无须多虑，大举歼之可也。

因势利导，顺势而为，是运用"四两拨千斤"的诀窍，而准确地判断病势，是决定方药用量之关键。

病，有因有态有势。祛其因者，为治本；控其态者，为治标；顺其势者，为治巧。病欲外，以辛散驱之；病欲下，以通利引之；病欲吐，以酸苦涌之；病欲潜，以扶正托之；病欲溃，以攻击追之。审时度势，因势利导，方可事半功倍。反之，则成乱局，甚至难以把控。

病势，是决定用哪类药的依据。凡病势向外、向上者，或病从表入里，邪伏而不动，需引动伏邪者，皆可考虑风药。

蓄势，是渐变的过程，有时看起来很缓慢。此时的治疗，医和患都必须有足够的耐心。犹如冲浪，必待时而起。

三、四两拨千斤

怎样理解"四两拨千斤"？笔者认为一种是顺势，病欲出，或向外，或向上，或向下，顺势而为；一种是正气稍亏，轻补，给点阳光即灿烂；还有就是和法，正邪交争，不分胜负。凡此种种，病似重，四两可拨千斤。四两拨千斤，一是借力打力，顺势而为；二是抓住要害，牵动病的"牛鼻子"；三是切中病机，手段方法得当。但当一个天平已经严重倾斜时，"四两"只是"四两"，非"重剂"是断难拨"千斤"的。"四两"和"重剂"都在"准"的前提下，一个强调"巧"，一个强调"狠"，各有其用，不可偏废。

四两之病，千斤之证，找准病根，把握机关，以"四两拨千斤"，巧力也；倘若千斤之病，千斤之证，以四两之力拨之，杯水车薪，足成债事，必定"重剂起沉疴"。当下，会用重剂起沉疴者不多，以至中医在急危重症面前，常常显得力不从心，阵地逐年缩小。"四两""重剂"都重要，两手都要硬。

治病，撬动的支点很重要。找不准，力矩太短，空使蛮劲。笔者常拿"螳螂捕蝉黄雀在后"的成语来做比喻。蝉，是第一个层次；螳螂，是第二个层次；黄雀呢？第三个层次。后面还有，一个小孩子，拿了一个弹弓子，瞄准了黄雀……为什么说，看同一个患者，十个中医，能开出十个方子？因为看的是不同层面。从哪儿撬动？这便体现出水平。为什么有的四两可拨千斤？因为找准了支点。选准支点，四两可以拨千斤；只靠蛮劲，重剂亦难起沉疴。故辨证在于一个准字，用药在于一个巧字。

四两拨千斤，是真四两，假千斤。真四两，指正气与邪气只差"四两"。假千斤，指貌似病重，其实不重。譬如秤之两盘，邪气"千斤"，正气"999.6斤"，虽只差四两，但秤盘最终导向邪气一方。此时只需"四两"药力，即可拨千斤。如重症感冒，正气已将邪气逼至体表，上焦如羽之药稍助正气，则一汗而解。

四、调脾胃的重要性

诸多疾病，或"起于中焦，及于上下"，或四旁久病，归于中焦。何也？土为中央，灌溉四旁。中央健则四旁通，中央病则殃及四旁。所谓"大气一转，其气乃散"。反之，中土之外，脏腑经络、四肢百骸，皆为四旁。四旁久病，亦少有不波及中央者也。故凡治病，调脾胃为第一大法。

五、护阳气的重要性

当今社会之伤阳与古代不同者有五：经济条件改善带来的全社会代谢病，过食肥甘而伤脾胃之阳；老龄化社会带来的老年病，肾阳逐渐耗损；现代医疗进步带来的慢病，久病暗耗阳气；生活节奏、压力带来的"心阳耗损"；以及空调、饮冷、抗生素滥用等造成的阳气耗散。因此，在治疗中应予以充分关注。保得一分阳气，便多一分生机。

六、急病策略

鲸吞，大小合适，速战速决，一步到位。在治疗，鲸吞法，就是大刀阔斧，斩关夺隘，一鼓作气，鸣金收兵。常用于正气尚足，病势初萌，速效短程。

进逼，就是向目标步步逼近。在治疗上，进逼法就是层层围堵，不留缝隙，步步为营。

对危急重症的用量策略：首剂加倍；多次分服；中病即减或

中病即止；脾胃弱者，小量多次分服；小效加量，大效递减等手法；先汤后丸。

治急病如草原猎鹰捕狼，利爪一击致命，绝无反扑之机；治难病如比特攻击藏獒，胶着坚持取胜，要在始终压退。由是观之，治急症手软，常缺底气；治难病不韧，多缘乏谋。

七、慢病策略

慢病，指很难一时治愈，病程较长或终身难愈的疾病，我们把它称作慢病。

慢病，犹冰冻三尺，非一日之寒也，故治宜缓图。宁期三月好，不求一日速。

现代的慢病、老年病，常需慢调。慢调的要点有三：一是宜用"围方"，即大包围，针对多系统、多疾病、多层面；二是剂型上，宜选用丸散膏丹；三是宜守法守方，采用蚕食策略。

慢病之治，必找到蛇头，瞄准七寸。出手迅捷，病有起色，建立信心。乘胜追击，咬住青山不放松。慢病之治，需初治时，透彻分析，告之战略，建其信任，坚其信念。患者不信，则药难为功。慢病之治，若遇一时不可逾越之难点，可绕路先行。毁其城池，抽其筋骨，促其坍塌。慢病之治，需先调理脾胃，培育胃气，磨刀不误砍柴工。慢病之治，必先预热，逐步渗透，润物细无声。慢病之治，必找到支点，牵一发而全身动。

慢病蚕食法：蚕食，张口虽小，昼夜不停，逐步削噬。在治疗，蚕食法，就是不求一日千里，但求日日进步。常用于慢病、老年病，针对多系统、多脏器、多层面的复杂疾病，而采用小剂量、广覆盖、多靶点、长疗程的手法。

慢病蚕食难速成，徐徐缓图建奇功。倘若瘟神下战牌，横刀立马斩来凶。

慢病，常常有痰湿浊瘀毒等病理产物，成为加重疾病的第二病因。从清理病理产物入手，可为本病治疗扫清障碍。

慢病剂型：慢病初治，仍宜汤药，先见动静，再改丸散。

慢病用量策略：慢病，起效、显效时间与病程之间，有一种对应关系，笔者称之为"慢病效阈"。在"阈"的范围内，通过剂量调整，可适当"提速"。但剂量过大，反而可能"减速"。何也？坚冰欲速化，过热反激，欲速则不达，过犹不及也。慢病他医久治不效，或查辨证之误，或思用量不及，或验服药之真，或审患者之诚，随情调整。

治慢病之复杂者，何时广络原野，何时单刀直入？何时围方，何时精方？概言之，前者在缓解期，后者在发作期。缓解期为什么广络原野而用围方？维持病理状态下的平衡也。既然缓解，就是相对平衡了，但这种平衡，非生理之平衡，而是病理状态下之平衡。在"维稳"中前进，就要考虑祛邪与扶正、气血水之平衡、脏腑经络之平衡，就要考虑长期用药，安全第一。所以尽可能选用丸散膏丹，期冀累积获效，减轻毒副作用，不求一日千里，但求日日进步。那么，发作期为什么要单刀直入而用精方？因为在慢病之急性期，疾病已经打破了与机体之间的相对平衡，出现危急。此时必须救命第一，有效第一，擒贼擒王，抓住突出的主要矛盾，单刀直入，大刀阔斧，斩关夺隘。采用汤剂，荡涤拦路。识此，治疗慢病，思过半矣。

久病多虚，峻补不若缓补；久病入络，短治不若长治；久病致变，治变不若防变。不求一蹴而就，但求日日见功。不求立竿见影，但求累积获效。

我们医生，往往只关注患者躯体的疾病。实际上，许多躯体疾病，是由于精神层面的问题引起的。尤其是现代社会，过快的节奏、过大的精神压力及家庭子女等问题，常常成为重要的病因。审因论治，才有可能取得疗效。多关注患者的精神家园，多给予一些关爱，有时会胜过药物百倍。慢病的康复，最要紧的是心情，最靠谱的是亲情。欲使小儿安，三分饥饿七分寒；欲使老人安，三分呵护七分伴。

八、老年病策略

中医辨识疾病和治疗疾病，都是围绕平衡和中庸而展开的。在生理性平衡无法恢复时，则最大限度地去实现病理状态下的平衡，使患者的受益最大化。老年病、慢病的治疗理念尤其如此。

中医防治老年病之追求，是颐养天年。

九、灰治

灰治，即中庸之治。凡病，白治不妥，黑治亦不妥，两难之时，宜选择灰治。白与黑，即两种截然不同的治疗方法。如肿瘤，或手术（白），或化放疗（黑），此为常规治疗。但有些肿瘤，如转移或年事已高，黑白均不宜，则采取中医保守治疗（灰）。

十、留白

如何防治体内的"病虫害"？我们想一想对身体的哪些症状，可以不去管它，让它起到对人体的保护作用。如抽烟人的咳嗽，感冒后的发烧，皮肤患者的脚气等等。临床常见到脚气患者，只要一去治它，脚气暂时好了，皮肤的其他部位就会出问题。所以笔者建议索性给真菌一块栖息之地，在脚上总比在其他部位好。又比如针对感染，我们用大量的抗生素，用最高级的，对"敌人"

斩尽杀绝。类似的治疗策略，是否很值得我们去思索？许多疾病的治疗，可能就是我们的治疗策略出了问题。

《素问·五常政大论》曰："大毒治病，十去其六；常毒治病，十去其七；小毒治病，十去其八；无毒治病，十去其九；谷肉果菜，食养尽之，无使过之，伤其正也。"无毒，还要留一分，给机体自己康复。这里面，不仅仅是医术、医技层面的问题，还是医道层面的问题，是哲学的问题。凡事，要留有余地。艺术上叫留白。太满，就不美了。

留白，是艺术，也是智慧，方寸之地彰显天地之阔。在治疗上，留白法，就是启动程序，点到为止，给"体内大药"的发挥，留以充分的空间。

十一、疾病画像

疾病画像，是医生决定治疗方案的重要步骤。一个清晰的画像，可以把疾病的因果关系、证候特征、时空定位和可能撬动的支点，展示得一览无余。

笔者常喜欢看病时给疾病画像，如病与病之间的时空关系、主要矛盾和次要矛盾、矛盾的主要方面和次要方面、治疗的阶段步骤等。分析得越透彻，治疗的把握性就越大。反之，把握性就差。对疾病认识和把握的程度，决定了疗效。

第四章

组方遣药

一、组方论

中药复方的作用是复杂的，但主攻方向是明确的。一个医生，他的目标导向越是清晰，他的方药就越是讲究；他的用药轨迹越是逼近真实，他的疗效就越是可以重复。

方剂，是组合拳。要打好组合拳，首先要熟练地掌握单一拳法，如左刺拳、右直拳、左勾拳等。单一拳法的纯熟度，决定了组合拳的质量。因此，对方剂中每味药的深刻了解，是用好方剂的基础。

选方用药宜精宜纯。清代顾炎武《曰知录》："夫病之于药，有正相当者，惟须单用一味，直攻彼病，药力即纯，病即立愈。今人不能别脉，莫识病源，以情臆度，多安药味，譬之于猎，未知兔所，多发人马，空地遮围，冀有一人获知，术已疏矣。假令一药，偶然当病，他味相制，气势不行，所以难差，谅由于此。"选方不必胶柱，合病即是好方；用药不宜猎奇，管用即是良药。方不必多，参透三五十个，即可独步医林；药不宜杂，用活七八十味，足以应对百病。方有一定之规，而无必然之用。此所以圆机活法也。

组方之提气手法：欲升先降，收之后出拳力大；陈降芪升，沉之底提气才劲（注：补中益气汤中陈皮之用，颇用心机。人参、白术、炙甘草补气，黄芪、升麻、柴胡升提之前，先由陈皮，先行降气，此即所谓先降后升之提气手法）。

对于方之价值，笔者在临床数十年后，得到的一个基本经验是：看方子之价值，重在看是否抓住了这一疾病的七寸。"得其要者，一言而终。不得其要，流散无穷"。这句话，是笔者的老师陈玉峰教授经常说的一句至理名言。

二、君臣佐使论

组方精妙：草木有七情，和合莫相争。五味入脏腑，四气视病性。升降调气机，偏性好利用。相激求震荡，相反即相成。君臣佐使配，用药如用兵。

君药，是针对主病或主症的药物。臣药，是辅佐君药解决主要矛盾或矛盾的主要方面，或者是针对次要矛盾或矛盾的次要方面的药物。佐药，起到反佐或调和作用的药物。使药，引药直达病所的药物。比如，黄芪建中汤，加姜，就是引药，直达胃腑。

君药　群龙难聚首，暮归靠头羊；广厦千万间，不可少津梁。

臣药　君临主战场，侧翼臣来挡；三角阵稳固，护君去远航。

佐药　君臣可偏性，佐药来调剂；减毒又增效，不偏也不倚。

使药　看似不起眼，功劳大大的；航船往哪去，使药告诉你。

君臣佐使，譬如犀牛之五行攻击阵势，即头角攻击为君，两前支支撑为臣，两后支声援为佐，尾巴掌舵为使。

方剂配伍，是很有讲究的。处方中，主病之谓君，或主症之为君，或主指标之为君（无症可辨）。确定君药，通常是把患者痛苦的突出症状（主症），作为靶点，即所谓抓主症。此时立君药，可以不为证所囿，可以不问寒热虚实，但求主打奏效。君药之力不足者，辅之以臣。在单纯性疾病中，君药，针对的是矛盾的主要方面，而臣药，针对的是矛盾的次要方面。在复杂性疾病中，君药，针对的是主要矛盾，而臣药，针对的是次要矛盾。

至于方子之合于"证"，全在佐药。选择君药时，其寒热温凉的药性，能够和证的寒热辨证相符，则最好。若不相符，但其作用又无可替代时，则佐药的配伍，就显得格外重要。要佐到什么程度？佐到整个方剂符合辨证的"证"。如是组方，则症证病兼而顾之矣。凡确实辨证无误，用量足够，而药陷僵局，病无起色者，需加引药。

在一个方剂中，我们既要分析每味药的君臣佐使作用，同时还要关注整个方子的"方势"。引导方势的药，是最大的使药。《神农本草经》君臣使的说法，本质上还是说明上中下三品，与方剂配伍关系不大。所以我说"使"，可以是某味药的药势，也可以是整个方的方势。临床组方配伍时，把握方势，往往更加重要。一些君、臣药具有引领方中诸药至特定病所的作用，这时，君或臣药亦为使药。比如小承气中的大黄，它既可做君药，又可做使药来引邪下行。

三、精方、围方

精方，药少而精，药专力宏，适于急危重难，故多用重剂，以求速效。围方，药多而广，药缓力散，靶点众多，适于慢性病调理，故用量平和，意在长期调理，缓慢见功。组方中，究竟多少味为精方，多少味为围方，可参照《素问·至真要大论》："君一臣二，制之小也；君一臣三佐五，制之中也；君一臣三佐九，制之大也"，大于13味，似可称之为围方。但两者最主要的区别是：精方通常以一个为主要治疗目标，而围方则通常是以多个为治疗目标。

六十以下为小方，君一臣二可预防；百二十克疗慢病，君一臣三佐五尝；百八十克危重难，君一臣三佐九庞。

注：大、中、小方药味之数及总方之量：① 药味多寡定大中小：参照《素问·至真要大论》论述。② 药方总量定大中小：60 g 以下为小方、120 g 为中方、180 g 以上为大方。③ 一般用量规律：君药量＞臣药量＞佐使药量。

四、遣药论

病有寒热错杂，故药有寒热并用；病有虚实相兼，故药有补泻共施。以药之偏性，调病之偏盛。故寒者热之，热者寒之，虚者补之，实者泻之。

药之偏性，恰与病之偏盛吻合者（单药独当），此少之又少。倘若药之偏性太强，需佐之以削减；药之偏性太弱需臣之以加强，必削履以适足。此即君臣佐使之本意也。

治偏性之证，而用偏性之药，此常理也。然证有隐显，偏性未显，或有靶无态，或态靶皆弱，用偏性之药，恐有偏颇，宜选平性之药。平性，与偏性相对而言。凡四气、五味、升降、浮沉皆不强烈者，即为平性之药。平性，未必平力，如罂粟，性味涩平，其止咳止泻之力宏矣。平性针对证，平力针对病，换句话说，平性针对态，平力针对靶。靶强而态弱者，宜选用平性而不平力之药。态强而靶弱者，宜选用平力而不平性之药。研究平性、平力之药，很有必要，尤其是治未病，或针对老年性、复杂性疾病的"围方"。

去性存用，是中药配伍的老道手法。药性合病，自无犹疑；

倘若药性不合，则去其性而存其用。如脾胃虚寒之糖尿病，欲降其糖，仍可用黄连，配以干姜；关节红肿热痛，欲止其痛，仍可用乌头，配以忍冬藤；肺热咳喘，欲止其喘，仍可用麻黄，配以石膏。此类配伍，实为病有特异，药有专属，唯求最效之范例也。

真懂补当晓人参可为鸩毒，真懂泻必知排浊即是养正。

平药，主要有两个含义：平和、平性。所谓平和，量大些不至于引起副作用；所谓平性，就是寒热温凉不显。故平药在组方里使用，可以直加，量上亦较少顾虑。

第五章

方药用量用法论

中医不传之秘在于药量，中医有效之秘也在于药量。用量是方药的灵魂。医者遣方配药能否获得良效，除切中病机、配伍精当外，关键在于用量的选择，而对于急危重症、沉疴疑难尤为突出。如果说，理法方药画出了治疗的轮廓，那么用量就是画龙点睛之笔。

在唐以前，大小剂量并存，以汤剂为主，以大剂量为主。宋以后，大小剂量并存，以小剂量为主。宋代提倡煮散的结果，使临床用量范围——剂量域大大缩小（林亿：久用散剂，遂忘汤法）。以至于中医在急危重症和疑难病面前显得力不从心，阵地逐渐缩小。临证时，即使理法方药辨证精当，但若用量把握不准，就是功亏一篑，临门一脚不给力。

评价一个医生处方用量之大小，不要仅仅看单味药剂量，还要看处方的总剂量。经方剂量在传承中有较大变异。傅延龄团队详细考证了仲景常用中药两千年来的剂量流域，在历史长河的不同阶段，有宽有窄。这提示，剂量受当时的主流医家和政府引导影响甚大，而且，中药该用多大剂量始终停留在个人经验的层面，随意性甚大。病量效、证量效、方量效、药量效、组分量效、成分量效、时量效、累积量效。以药为本的剂量阈和以人为本的用量策略，都是需要中医药同道乃至多学科协作，花长时间、大气力，来探索、研究、总结的。因此，开展方药量效研究，是引导中医走向量化时代的必由之路，也是历史赋予我们这一代中医药人的任务和使命。

搞清楚历代度量衡，是中医继承工作走向精准的前提，是疗效的关键。如果连古代度量衡都是错的，何谈继承？只能是把"虎"变成"猫"了，退回到"保健"，何堪大任？唯一要注意的是"毒、量、效"，搞清楚了这个，你就会变"虎狼"为己用，在治疗疑难重证上就有了杀手锏。仲景给了我们一个宽泛的剂量范围，这对于疑难危重证具有无比重要的价值！

经方本源剂量，主要是为我们展示了中药宽阔的剂量范围，为急危重难疾病，突破药典的常规用量，提供了古人的智慧和经验。《药典》中的剂量，可能有些甚至不在有效范围之内。

一、用量策略

（一）概述

用量策略，也称随证施量，是医生对病人、疾病及病情精确判断后，给出的用量对策。它是方药剂量理论的重要组成部分，也是考量医生临床水平的重要标准。当辨证、选方、用药确定后，合理用量是疗效的关键所在。没有一定的量，就没有一定的质，也就没有一定的效。对量的运控能力，是衡量一个医生临床水平的重要尺度，能把握症、证、病之进退，准确而精准的用量，是一个医生成熟的标志。治病是一门艺术，是在治病的方式方法上，表现出的创造性和有效性，是突破常规的卓越，而用量策略是治疗艺术的集中体现。

在决定用量前，应明确以下几点：① 用精方还是围方？

② 用汤方还是丸散膏丹？③ 汤方，是煮散还是煎汤？④ 煎汤，是用高中低（以仲景一两为 3 g、9 g、15 g）的哪个剂量？⑤ 怎样服法？（注：精方：指方剂药少而精，药专力宏，适于急危重难，多用重剂。围方：指方剂药多而广，药缓力散，靶点众多，适于慢性病调理，多用量平和。）

辨治理法方药量，药量精准处方成。大小缓急定方量，丸缓汤荡分剂型。煮散汤剂减一半，丸散（膏丹）十分之一成。经方十五急危证，慢病九克即管用；预防调理治未病，一两三克即相应。随证施量基本策，用量调整看反应。效毒确定最佳量，个体治疗最高明。一病有一治疗窗，异病同治量不同（注：急危重难，经方之一两可按 15 g 折算；慢病，一两按 9 g 折算；调理或预防，一两按 3 g 折算）。

"35" 剂量减半原则：笔者用常规剂量汤药处方，有 3 个 "35" 用量减半原则：即 70 岁比 35 岁减半；150 cm 比 185 cm 减半；50 kg 比 85 kg 减半。

（二）因人施量

口味关乎性格，也关乎疾病。一般来讲，口味清淡之人，药物用量宜偏轻，有如腻食则胃肠不受。口味厚重之人，药物用量宜偏重，如吃清淡则寡味。故口味之轻与重，可作为用量轻重之参考。

鲜，是口味偏淡的客观条件。食物来源，越是新鲜，口味越偏淡。反之，口味越浓。凡好吃腌肉、腌菜的地方，其获取新鲜食物和保存新鲜事物的条件越差。地域，决定了人的习惯，习惯决定了人的体质，体质决定了选药和药量。因此，要因人因时因地制宜。

病剧人弱宜"单省"，病轻人强"重复"胜。老弱久病食即弱，胃不胜药补难行。一分胃气一分补，小量递进缓收功（注："单省"，即小方轻剂；"重复"，即大方重剂）。

闲来读"小品"，原汁原味方。消渴热中求，知母解肌良。服药节度篇，方量法度彰。老弱宜"单省"，"重复"少壮强（注：《小品方》，为南北朝时期陈延之所著的一部著名的方书）。

（三）处方用量策略

处方用量，分君臣佐使。君药主打，用量宜重；臣药辅助，相对量轻；佐使之药，反佐、调和、引经，用量宜据君臣而定。以葛根芩连汤为例，葛根八两为君，芩连各三两为臣，甘草二两调和为佐使。

方剂中君药之量，有举纲带目者（如补阳还五汤，四两黄芪举纲，其余活血化瘀之药均钱余），有接力取效者（如麻杏甘石汤，麻黄快速发汗，石膏后续发汗），有借力臣药者（如当归补血汤，君药当归借臣药黄芪之力），有单刀直入者（如独参汤），有合力围歼者（如大黄䗪虫丸）。全在临门一脚，进球为是。

二、效与毒

是药三分毒，毒药治大病，这个道理谁都懂。但对待毒剧中药，医生的态度会有很大的不同。有的畏之如虎，有的努力实践。对剧毒药使用的经验和胆识，往往决定了一个医生的临床水平。医生，由于专长擅长不同，体会很不一样。一般说来，勇于探索迎接挑战的医生，他的患者群疑难危重就多，当然他的风险就大。

效与毒的取舍原则：救急以效为先，活命第一，所谓"治病留人"；调理以毒为先，安全第一，所谓"留人治病"。看似平，合病机，无毒可治大病；看似毒，用得巧，有毒亦保安全。

启用毒挽救生命则毒效两刃，大医精诚如履薄冰诚可敬；求且过贻误战机则宽严皆误，医学誓言生命所系要反思。横批：医魂（注：大医精诚——唐代孙思邈；医学誓言——希伯格拉底）。

在慢病治疗中，既有累积获效，也应注意累积获毒。

三、合理用量

合理用量是解决中医疗效难题的突破口。它的指导思想是实事求是，把握有效性与安全性的最佳尺度；它的技术要点是具体问题具体分析的个体化操作。疑难病，是一种挑战，而合理用量是重要突破口。如果说，理、法、方、药是辨证论治的四个步骤，那后面必须加一个字：量。即：理法方药量。笔者之所以强调在理法方药之后，必须加一个量字，就是因为在很多急危重症的治疗，如果在量上没有突破，可能就会是杯水车薪。而在预防或慢病调理上，量过大则可能是小题大做，乱伤无辜。因此说中医辨证论治的完整过程是：理法方药量。

药之用量，由大转小不易，由小转大更难，何也？小，仅需细腻；大，必有胆识。但疾有轻重，病有短长，用量不可胶柱。该大则大，不大则药难胜病；该小则小，不小则病难受药。故量大量小，全在于一心，全在于中病。中病即是合理。

《神农本草经》将中药分为上中下三品。以现代来看，上品应为药食同源的养生之药，用量范围较宽；中品应为无毒或小毒的治病之药，用量范围可适度放宽；而下品应为毒剧之药，用量宜慎之又慎。若处方不论上中下品，一律10 g、15 g，则是未得《神农本草经》要领。

大剂小剂，柔道霸道，两相所宜，要在合理用量；重剂沉疴，四两拨千，各领风骚，体味个中三昧。病之于药，两相契合，则病易瘳。病小药大，气不运药；病大药小，杯水车薪。

以效择量，以毒限量，效毒权衡，合理用量。

英雄肝胆，拿捏七寸，药量给足，中医未必慢郎中；三唯医学，原创思维，知行合一，古树犹可发新枝。拿捏不准，小量递增；拿捏得准，一步到位。所谓放浪鲁莽足成债事，胆大心细安效两求。

我们所提倡的经方大剂量，是针对特定的病情——急危重症、特定的阶段——急性发作期，所采取的快速起效、遏制病势的措施。病情一旦得到有效控制，则中病即止或中病即减，改用丸散膏丹善后调理。所谓：合理用量在病情，大小巧用总相宜。在急危重症治疗上，可能有较大的剂量探索空间。要拿下来（有效性），要有把握（安全性），找到合理的最佳剂量，是我们探索的目的和目标。唯用量精准，汤丸合理，在较宽之剂量范围内，游刃有余，不断实践，切磋尝试，此非古人已立之规矩可照搬套用也。

四、煎药

笔者的家庭中药煎煮方法（慢病）：① 加温水漫过药材 3 指以上，泡 1 个小时左右。② 武火烧开，转为小火，煎 1 个小时。③ 将药汁过滤，药渣倒掉。洗净药罐，将药汁重新倒入药罐，大火浓缩至 300～400 ml，冰箱保存。④ 分 2 次服。服前加温并摇晃至沉淀溶解均匀。

煎药不在次数多少，而在于加水量。仲景煎药，多只煎一次，不似后世之两煎三煎，其用意何在？笔者主持的方药量效"973"项目，在专家们讨论时，药学家王跃生教授打了个很有趣但又很值得思考的比喻：熬中药如同炖鸡汤。只炖一次，浓浓的鸡汤原汁原味很香；若炖两次，再倒在一块浓缩，肯定就不是味了。当然，一煎好还是两煎、三煎好，要科学证实。

经方均是一煎，现代采用两煎时，应如何折算经方用量？研究表明：一煎，能煎出有效成分大约60%～70%；两煎，可达90%左右。由此粗略估算，用经方，若采取两煎时，剂量宜相应减小。以范吉平、傅延龄教授考证结果，仲景经方一两等于13.8 g计算（据范吉平、傅延龄教授精细考证：西汉官制度量衡一斤为250 g，被十六两除，一两等于15.625 g。东汉一斤为220 g，被十六两除，为13.8 g），则在两煎条件下，似以9 g/两左右用量为妥。

五、服药

怎样确定一日内服药次数？凡急危重症，药宜分4～8次服，每3～6 h服一次。既可保持高效血药浓度，还可减少毒副作用，如麻黄汤、大承气汤，药量虽大，可保安全，随证施量，易于掌控。慢病一日分2～3次服（上班族2次）。预防或调理之丸散膏丹，可一日一服。呕吐或脾胃极度虚弱患者，可频频饮服。

为了保证用药安全，笔者在超《药典》剂量治疗急危重症时，通常嘱患者1剂药多次频服，或首剂先半量试服。慢性疑难疾病，采取递进式给药，视病情变化渐增，有效后，维持一段时间，再递减。使用可能有副作用的剧毒药时，一定要定时检查安全指标。如附子，注意查心电图；雷公藤，注意查肝肾功能、血常规、尿常规等。

老年人久服水丸，易伤食道。比如用水丸，一次9 g，1日2次，要注意其食道功能。9 g水丸，最好分四五小口，用水送咽，边吃饭边送咽，吃几口饭送咽一次比较好。不然食道吞咽功能减退者，连续送咽，吞下之水丸聚于食道下段，不易通过贲门口，会有噎痛之感。

对于苦药，要在饭中服。因为进食半饱，胃不空了，喝药不刺激胃。喝完了药继续吃饭，口里则不留苦味。

用药有内服和外用之别，两者对药的吸收程度差异巨大。外用贴敷时，则要充分考虑透皮吸收的问题。譬如糖尿病末梢神经病变，其表现为疼、麻、木、凉，其本质是皮肤微循环障碍引起末梢神经的损害。治疗此病当以改善微循环以及减轻肢体症状为主。如选择口服中药，可按照脏腑经络辨证，以黄芪桂枝五物汤益气温经活血通络。但若选择外洗中药，则无需按照脏腑经络辨证，直接用温经发汗之药，如生麻黄、桂枝、透骨草、生姜、大葱等，或加以具有挥发透皮作用的中药，如川芎等。

六、剂型选择

急病药浓，只取头煎；慢病两煮，混匀分三；恢复煮散，节省药源；未病调理，丸散膏丹。

（一）如何选择汤丸

汤者荡也，丸者缓也。此选汤用丸之基本。笔者治病，急危重难用汤，急病缓解后或慢病，则用丸散膏丹。盖由急病急治，大剂短程，首剂倍量，速战速决；慢病所成，冰冻三尺，需蚕食缓进，方可步步为营。蜜丸、服散、膏方、水丸，皆适宜慢调。消化道疾病，服散、蜜丸，可直达病所，疗效尤佳。

丸散膏丹剂型之选择：凡矿物、动物、植物类，无刺激或腥臭、异味者，可入服散或水丸；反之，宜做水丸，不宜服散。蜜丸或膏方，原则上只适合植物动物类，且无强烈异味者。蜜丸适宜慢调，有养胃护胃之功，膏方更适宜补养。丸者缓也，仅可言其大概，许多丸散丹，由剧毒药组成，其力甚宏，不可轻言其缓。

丸散膏丹，许多医生已经陌生。绝大多数慢性病，均可用丸（蜜丸）、散（服散——细粉、或煮散——粗颗粒）、膏（膏方）、丹（水丸）来慢调，累积起效。汤药，主要用于急危重症，汤者荡也。然而，常常看到医生，几乎全开汤药，而且一个疾病，从头至尾，汤药一贯到底。既违背汤、丸使用的基本原则和规范，又浪费了大量中药材（所以，有经营头脑的商人，应大力开拓专门制作配送丸、散、膏、丹的个体化制药市场，为医生选择剂型提供方便）。

（二）恢复传统煮散

如何节省药材？中药价格一直攀升。有人预言，早晚有一天，中医会从简便易廉的大众医药，变成贵族医药。这多么可怕！笔者治病，能丸散膏丹，不用汤药。需用汤药长期服，则嘱咐患者，把饮片打成粗粉。一般来说，根茎类中药，打成粗粉煎煮，大约可节省一半的饮片，相当于 1 剂中药煮出的药汁，吃 2 日。此即传统煮散。

煮散，是有着悠久历史的传统剂型。宋代煮散，由国家政府来提倡和推广，如《太平惠民和剂局方》《圣济总录》等都大量记载了煮散，已盛行了 400 多年。当时的突出问题，就是药源紧缺。这正是我们今天的大难题。煮散，可节省药源，降低药价，势在必行，因此要大力提倡。煮散，是所有剂型中，与汤剂最为接近的剂型。

煮散方法：据笔者的团队张家成、刘峰、彭智平等研究，颗粒在 20～60 目的粗粉，加相当于药材重量的 15 倍左右的水，煎煮 15 min 左右（注意搅拌，防止糊锅）即成。饮片汤药 1 剂的量，煮散可吃 2 日，而药力相当。大约可节约 3/4 能源（按煎煮 1 h 计算）和 1/2 饮片药材。因此，恢复宋代传统煮散，是颇为值得提倡的。

调理胃肠病，笔者常让患者服散。即将药打成细粉，混均，每次 3～9 g，用温水调服。一般在饭中或饭后服。既节省药材，又可直接作用于胃肠，简便效廉。如枳术汤、小半夏汤、六君子汤、平胃散等。

（三）剂型改良

汤剂不仅仅是形式，也是一种文化。然而由于现代生活节奏的加快，免煎颗粒较传统汤剂更为方便，乃剂型之大势所趋。免煎颗粒，主要是因为其药物都是单味提取，没有共煎过程，而常被诟病。但免煎颗粒，绝不失为金领、白领之简便剂型。笔者用之，嘱患者冲泡后，有条件者，像煮咖啡一样，煎煮 5 min，即可解决共煎问题。

中药为人诟病之处还在于口感实在欠佳，故而不被接受或难以坚持。传统认为"良药苦口"，实则良药不一定要苦口。若能解决良药不苦口，将是中医的一大进步！

第六章

态靶医学

一、总括

当传统中医邂逅系统生物学，它们孕育出一个深度融合的"态靶医学"就指日可待了。

病有身病，有心病。明致病之因，中西医各有所长：西医擅长查微观之病原、基因，中医擅长识宏观之环境。调已病之失衡，中西医各有所短：西医所短者，辨态也；中医所短者，识靶也。态为宏观、为整体，靶为微观、为精准。故中西医学交叉融合之结局，必然催生出"态靶医学"。诊治疾病，在求因基础上，辨态识靶，态靶同调。这是未来医学发展之路。

诊疗的过程就是分析解决矛盾的过程。矛盾从何缘起？病因也；矛盾怎样发展至今，又将怎样发展下去？病程也；主要矛盾是什么？病机也；矛盾的主要方面是什么？主症也。抓病机者，态；抓主症者，靶；观病程者，兼顾现阶段态之前态后态；至于病因，有的持续存在，有的一走一过，有的模糊不清，当具体分析。

在诊病上，表观、内观、因观，三观互看；在治疗上，辨证、辨病、辨因，三辨论治。此是提高疗效的重要途径，是中医发展的必由之路。表观、内观、因观，共同构成了比较完美的医学体系。由因而病，由病而态，是疾病由发生至发展所反映的三个不同层面。表观在于调"态"，改善宏观环境；内观在于治病，解决突出矛盾；因观在于除因。西医学长于内观，中医长于表观，这就是为什么中医用西医学指标评价疗效，始终不尽人意的根本所在。

其实，对中医在辨证治疗上的优势，对异病同治，大家的认识是基本趋同的。但为什么常常疗效不佳？一是对辨证论治的理解，有缩窄趋势。本应是"因机证症"的全链条、全方位考量，变成了过度强调"证"，以至于严重忽略了"查因、审机、对症"。二是打靶不足。"症靶"，古人有许多宝贵经验，继承不够；标（客观检查的理化指标）靶，现代中药药理研究成果利用不足。以至于在西医学指标上，中医往往力不从心。三是用量不准。我们提出态靶辨证，就是强调以态（包括因机证）为基立方，以靶（包括症靶、标靶）为参选药。比如，肾虚型高血压病，我们可以选六味地黄丸，但打靶（降压）不足，在此基础上，加上怀牛膝、炒杜仲，就"态靶"双全。所以，按照中医的传统思维选方针对"态"，将现代药理提示的"靶"重新回归中药药性，再运用于"态方"中，就会实现"态靶"同调。

态，是对疾病连续过程中节点的划分，是对这一阶段核心病机的高度概括。它反映疾病的动态、状态、态势。态必求因，态必审机，态下分证，态靶结合。

态，的确是中医的发明，是中医认识疾病非常独特的视角。但是，不去研究靶方靶药，在西医学指标面前，就会显得力不从心。中国历史上最后一代纯中医，他们是标准的"守正"，是标准的"传承"。他们不可谓不精通阴阳五行、气血津液、脏腑经络、四气五味、升降浮沉……但是，他们在西医学有效治疗的强大攻势下，没有守住阵地啊！所以，在继承传统中医基础上，还要借鉴现代中药药理研究成果的提示，通过药的性味回归，发展中医自己的武器——靶方靶药。

十字架处方解析：十字架的交叉点（简称"点"），是当下之态。竖为靶，点上之竖靶，为主症（黑箱，表现在外）；点下之竖靶，为主标（白箱，核心指标，隐藏在内）。点之左，为前态，可追溯到因；点之右，为后态，可延伸至果。处方时，以当下之"态"为基，承"上"起"下"，"左"顾"右"盼。

病定态动，（证）型窄态宽。靶寓型中，型掌舵帆。靶方靶药，助力攻坚。型在当下，因果同参。态靶因果，思虑周全。

态靶因果与君臣佐使：态靶同调主病君，症靶标靶佐君臣。断因来路是为佐，防果形成谓之使。

二、中西"慧"通

中医与西医，如同泾水与渭水，经历了分流、并流，那么未来呢？一定是同流，这是大势所趋。

中医擅长"象思维"，西医擅长"器思维"。寸有所长，尺有所短。未来中西医之融合，一定是各自扬长补短，西医由器及象，中医由象及器。象器思维，是医学之大道。

传统继承，华粕分清；中西慧通，旧邦维新。如果说，传统的中医是依靠宏观表征的定性、定向，而西医学是依靠微观表征的定量、定靶，那么，现代中医就应该是两者的结合（注：① 慧通：对中西文化，取其精华，去其糟粕，用智慧汇通也。②《诗经》曰："周虽旧邦，其命维新。"一个传统的古国，也得要求发展，其使命和道路只有一条：维新）。

科学不分哪国界，医学缘何分西中？管它黑猫与白猫，有效百姓即认同。一击致命稳准狠，审因论治最高明。调态论治唯中医，体内大药自平衡。症靶标靶虽治标，医患信心必大增。预卜结果先干预，事仅一半加倍功。

无论中医还是西医，真正的临床大家，都很体现哲学之美，都很讲究治疗的艺术，只不过认识问题的角度不同。比如一个植物病理学家和一个环境生态学家，他们去看同一片患病的森林，前者着眼于植物的"病"，而后者着眼于生态的"病"。技术不同，目标一致。前者更类似西医，后者更类似中医。

现代中医临床，要达到通透，除扎实宽厚的中医辨识疾病和治疗疾病的中医功底外，必须对西医学的诊断方法能够纯熟应用，对西医学的治疗方法有充分了解。就像看同一座山，只从一面看，显然是不够全面的。现代中医，不可回避、不要回避、更不应该排斥现代医学。博采众长，为我所用，实事求是，历来是中医发展的主基调和原动力。

中医确有几千年没有攻克的疾病，如结核、恶性疟疾等，这是事实，不必掩饰，更不要夸大其词。西医学，从微观病因治疗，取得了巨大突破。唯物，中医不如西医，这正是中医要反思和学习的地方。唯象宏观调衡，西医不如中医，所以许多老年病、慢病、多系统多脏器多层面的复杂疾病，越来越突显中医的优势。

构建中医新理论体系的时机已经到来，在传统中医理论框架基础上，结合西医学、现代心理学之成果，建立新的中医理论体系，这是时代的需要，是疾病的需要，是医学发展的需要。之所以说时机已经到来，是基于中西医近两百年的碰撞和交流，基于半个多世纪的中医、中西医结合研究之成果。

俯仰中医，沉醉伤寒，尊六经之绳墨；与时俱进，构建新系，搭中西之桥梁。

三、调态

中医复方的最大优势，是可以兼顾病态的多个方面，有助于整体把握态势。其他传统医学，较多地停留在一方一药的对症上。中医的高明，就是在对症基础上，又向前跨越了一大步：观态、辨态和调态。

病态，是疾病在人体的综合外象。客观为态，主观归象。态寓象中，象游态外。态象之间，形字相连。阳光强弱，寒热分焉；水分多少，旱涝分焉；空气厚薄，赢亏分焉；营养溢缺，壅瘪分焉。此态之大略也。

调态（如热态、寒态、壅态、亏态、郁态、躁态、湿态、燥态等）是中医最大的优势。任何一种疾病，当它达到某一种"态"时，就已经破坏了整体环境，而环境是机体各种能力和作用发挥的重要前提，调态恰恰是为体内大药的发挥提供良好的环境，这也正是中医治疗有效的基本原理。中医和西医治疗的思路有许多是一致的，如审因论治、对症论治、辨病论治，只是方法与手段不同，寸有所长，尺有所短而已。而识态和调态则是中医独具特色和擅长之处，它是通过对人体环境所处的病理状态，如热态、寒态、湿态、燥态等的调整，从而使体内的自调节、自修复、自平衡的能力得以最大效能的发挥。

人体疾病的外在状态，就是中医所谓的证候。从宏观入手，调整病态（如热态、寒态、湿态、燥态、虚态、实态等），使之恢复常态，就是中医治疗的基本思维。但任何宏观之态，必然可以找到微观之证据。中医擅长调"宏态"，西医擅长调"微态"。中医之进步在于深入"微态"，西医之进步在于放眼"宏态"。

候，相对宽泛，如物候、气候，它是一种相对模糊的状态。

证，和候连在一起，组成证候，即态；和型连在一起，组成证型。前者反映的是疾病在某一阶段的核心病机，而后者，是这一阶段的具体分型。如糖尿病的阶段病机，分为郁、热、虚、损，对应的是证候（态），而热再具体分成肝热、胃热、肠热等，即是证型。再比如：湿热，是证候，把湿热再分成肝胆湿热、脾胃湿热，就是证型。简言之：态，相当于证候；证候下，所辖若干证型。

证、候、态之关系：从维象医学的角度看，可以这样理解：形象（客观）为证，意象（主观）、比象为候，抽象为态。态为大势，态下分证（候）。证候，更强调当下的实战，偏于"战术"。态，更强调宏观的势，偏于"战略"。所以，态，是全方位观照。态的提出，主要是适应现代疾病的分期。态，是从基本病机的角度对现代疾病共性发展规律的概括。中医目前能把一个疾病的病机演变过程准确概括出来的不是很多。这正是我们未来需要着力的。要从原有的战术层面，提升为战略层面。这样就会对疾病的整体把握做到心中了了。

"复杂性疾病"，常常是病因不明或多重病因，需要打的是"多靶点"。西医学的根基是"打靶"，打靶准确的前提是病因单纯和明确。所以，当老年病、慢病、多代谢紊乱性疾病等成为现代疾病的主流时，西医从理论到实践都准备不足。而中医对复杂性疾病善于从整体观出发，通过"调态"，即调整疾病的状态来实现，如热态、寒态、湿态、燥态、虚态、实态……调态的本质，就是调整内环境，给机体自身的修复能力的发挥扫除障碍。

中医学中把疾病和药物联系起来的纽带是"态"。四气、五味、升降浮沉，都是针对疾病的"态"。但药物本身，又具有其天然的一物降一物的属性，可以调节某些指标。所以我们中医和植物药、天然药研究者最大的不同是辨"态"用药。而现代中医最大的短板，也在于辨"指标"用药。所以，笔者提倡"态靶"结合。态靶辨证，寻找态靶双合的靶方靶药，或许会带来中医和中药的一场变革。但其最终的目的，是提高疗效。

四、靶方与靶药

病为经，证为纬。我们寻找靶方靶药的目的，就是在病和证的经纬线交汇点上引起"共振"，病证同调。

经典名方多长于病生状态而短靶标，现代药理多明靶标而远病机。两者结合，疗效可大幅提高。然现代中药药理研究成果之靶标药，必须从成分还原成饮片，方可用于临床，故需转换之桥梁。

现代药理的研究成果，对解决微观辨证的指标，具有明确的导向。如果再结合传统药性，就可以把辨证和辨病有机结合起来。这种结合，是对中医的发展。

如果各科医生，都能够真正寻找到针对"指标"的有效中药，并将其在辨证的方中合理而巧妙地运用，就不会那么依赖西药降指标了。为什么那么多中医在开西药？除了市场经济等原因外，不能有效地降"指标"，是最基本的动因。现在，连患者自己，都在看指标，中医想回避是不可能的。

辨识"独藏"（特异性症状），是要顺藤摸瓜，识病机，找病因，用靶方。但前提是，有"独藏"，有靶方。"独藏"和"但见一症便是"里的某一特异症相似，而不是在一个证候的一组症状里，随便见到哪一个症都是。笔者理解，我们要用仲景这一思想，努力寻找针对"独藏"病因病机的"靶方"。

笔者的体会，寻找靶方和靶药最捷径而把握的路径是：从中成药中寻找。为什么呢？因为好的中成药，既有中医之理论，又有现代药理研究；既有验方之基础，又有循证之临床。例如：（辨病）靶方青蒿素、冠心 2 号；标靶（药）的五味子（联苯双酯）、红曲（血脂康）等。

靶药分成症（靶）与标（靶），罗列堆砌不可取。辨证加上强靶药，环境改善又中的。靶药即弱从辨证，弱弱联合同类聚。靶方即是辨病方，若能找到最高级。古有"辨病"多不识，专病专方最难知。莫欺《串雅》摇铃走，一味偏方气名师。

症靶病因明不明？明即对症减病痛。倘若不明即对症，或许掩盖误病情。绝症癌痛因难去，索性无痛带癌终。标靶病生（病理生理）很清楚，指标改善病即轻。

散射与点射：物为象本，象由物生。象诊测物，物为黑箱，则测有准有不准，犹如散射，弹有中有不中，故治常用"围方"（以大方围剿取胜）。倘若结合物诊，物为白箱，象物互参，则目标清晰，靶点明确，选用"精方"，点射足矣。

组分中药，是利用某一药材的某一作用。从药的性味归经看，组分中药已经不能代表原药材，至少是不能整体代表。所以，用组分中药去组方，主要针对的是某一症状或指标，或西医的某些病理环节。这种研究更多的是基于有效方剂的创新，古典中医药文献多数只是为找到这些有效组分提供线索。从宏观来讲，组分中药可以分成两类：一类按中医思路组方，一类按西医思路组方。但即使是按中医思路，也基本上难以考虑药的性味归经，主要考虑的是它所对应的症靶、标靶。

靶药，分为症靶药和标靶药。症靶、标靶，与"态"互参，可以大大提高疗效。这一点，大家比较容易形成共识。至于哪些药是靶药，需要好好梳理。但就目前中药研究来看，单味药、单组分、单成分，在临床使用中尚少，多数是复方使用。故阐明每一味药的机制常常不易，只能借助一些动物实验等来间接说明。但有一点是清楚的，那就是有"态靶辨证"的思维和单纯辨证论治，对许多靶点清楚的疾病来说，疗效差别很大。症靶药，许多可以借鉴古书继承，如某药治某症。但标靶药，则主要借助现代中药药理研究结果的提示，再回归到临床中去实践、去验证、去创新。这方面的研究才刚刚起步，特别需要我们各个学科的医生去探索。从"态靶辨证"来讲，靶药，常常奠定核心方的基础。再结合到"态"下的不同证型，就会达到"态靶同治"。"靶"药，特别是"标靶"药的研究，还刚刚起步，找到"标靶"药，将会大大提高治疗的精准度，大大增强中医的自信。

以黄连为例。用其降糖，靶药也。用其治疗糖尿病肠道湿热证，态靶结合也。用其治疗脾胃虚寒证的糖尿病，也是靶药，但须用佐药，以去其苦寒之性，存其降糖之用也。明晰靶药，尤其是态靶双合的药，就是组成核心方的基础。

选药原则：态靶一致为首选，平性药物不受限。倘若药态两相背，适当反佐以求安。

五、辨病论治与审因论治

中医从来就重视辨病。但辨病，是用西医还是中医病名呢？笔者认为当然用西医病名。中医病名，许多能与西医直接接轨，如痄腮、烂喉丹痧、麻疹、疟疾等。而有些如风温、春温，则包括多种时令病。西医学诊断之"疾病"与中医学所辨之"疾病"不能等同论之，比如同一个作者（医圣张仲景）的同一本书里所言的"病"，就可能包含了疾病、证候、症状、病机甚至"系统"等不同层面的内容。蒲辅周老先生说："目前用现代医学的病名来整理研究发扬祖国医学是必要的。"病名的统一，是中西医结合的需要。

病就相当于"果"。果从青到熟，从熟到烂。"青"的时候，如何防其"熟"（一级预防），"熟"的时候，如何防其"烂"（二级预防），"烂"的时候，如何延缓其烂的进程（三级预防）。而每一阶段的态、靶不同，预防的重心也就不同。所以，辨病论治的本质，是分阶段的态靶辨治。它和辨证论治最大的不同是：辨病论治看的是一个疾病发生发展的完整时空，而辨证论治只是看当下；辨病论治不仅着眼于态，而且有明确的靶，辨证论治往往靶较模糊。面对西医诊断的疾病，如何辨病论治，不是老问题，而是全新的问题。它和传统中医的辨病，可能完全不是一个概念。比如，我们以糖尿病为例，探讨在西医学诊断基础上的分类、分期、分证的态靶因果辨治。如果仍然以传统的"消渴"为诊断，是无法实现现代意义上的辨病论治的。所以从这个意义上讲，思维模式、诊疗模式的创新，是实现中医"维新"的前提。

审因治疗，是中医之弱项。利用现代药理研究成果和仪器，研究新的审因效法，十分必要。我们曾根据现代药理研究结果，选择体外实验对铜绿假单胞菌高度敏感的中药（白头翁、夏枯草、玄参、大黄），制成雾化剂。共治疗 7 例铜绿假单胞菌性肺炎（2种以上抗生素治疗而无效者），6 例治愈，1 例无效。要点：选药与辨证无关。

对于审因论治，传统"三因"不可丢，改善环境助病瘳。倘能除因灭种子，何劳辨病辨证求。可叹疑难复杂病，多数病因难探究。此时"三因"挥大棒，或有黑马占鳌头。调理环境加"灭种"，维新中医登高楼。简而言之，疾病是果，病因是种子和环境。种子有外来的（如细菌、病毒），有内在的（如遗传）。治理环境，不给种子发芽的环境，消灭种子。在这方面，中医擅长。但是，有些疾病，种子在内（如基因），消灭不了基因，只能改善环境，这也是审因论治。外来的种子，最好直接消灭，如运用抗生素等，但这方面，是中医的短板。还有一个问题，西医定病名，是多层面的。有的以外来种子命名疾病，如结核病；有的以内源性种子命名疾病，如血友病；有的种子不知道或种子多歧，仅以症状或指标命名，如高血压病、糖尿病等。所以，中医的审因论治，一个是要发展治理环境，一个是要发展消灭种子的方法。其他可归于态靶辨治。

发展辨病论治和审因论治，对中医来讲不是老问题而是新问题，不是已经有答案解决了，而是大多数还没有答案，没有解决。这也正是中国的西医近百年异军突起飞速发展以致中医阵地急剧萎缩的根源所在。基于此，我们才要特别强调在辨证基础上，看到我们的短板，大力发展基于西医疾病的辨病论治、审因论治。

在西医学明确诊断的基础上，根据疾病自然进程中的不同阶段，抽提出核心病机，选择合适之经典名方病证结合去治疗，这是中医发展的重要部分。任何一个疾病，都有其自身的发生发展的规律。我们既要重视传统的辨证论治（偏于横断面），还要重视当今的辨病论治（偏于纵断面），只有这样，才能把握全局。

当一个西瓜烂了一部分，怎样防止进一步腐烂呢？可以不打开，从外表观其状态，通过冷藏等改善环境，控制腐烂（整体辨证）；可以打开，找到病变，切掉腐烂处，延缓腐烂（局部治疗）；也可以针对病因，有效杀死微生物，防止新的腐烂（审因论治）。这些方法都可能解决部分问题，但综合治理效果则会更好。

中医区别于西医的最大优势和特色，在于通过辨证对疾病当时所处病理生理状态的整体把握，而其短处也就显而易见，那就是缺乏对具体疾病病因的针对性治疗和疾病全过程的深刻了解和整体把握。所以在强调辨证论治的前提下，发展辨病论治、审因论治、对症论治，是发展中医、提高临床疗效的关键。

辨证论治，是中医独有之特色；辨症论治，中西各有所长；辨病（指标）论治，西长中短；审因论治，更是西医取得突破之领域（如抗生素）。由是观之，发展中医，辨病、审因论治，最需着力，大胆创新，可继承者无多。辨症，中医积淀甚丰，需大力挖掘，青蒿素和三氧化二砷的成功，足以证实了这一点。过度强调辨证，不利于中医发展。

笔者近年来一直在提倡：态靶因果。态，是中医的特色，抓住的是状态（证候），方法是"调态"。靶，是客观指标或主症，关键症状或指标抓准了，可能"牵一发而动全身"。因，是本。因一除，态靶自然解除。果，是预防给药，预测未来，同时也是判断疗效。所以，最高级是治因，其次是调态和打靶。但是，在未来的疾病谱里，更多的是多因、不明因。所以，调态和打靶就显得尤其重要。态靶因果辨证，是辨证论治、辨症论治、辨病论治、审因论治的四位一体。

面向 21 世纪，面向人类健康的未来，我们必须解放思想，开放心态，敞开胸怀，融入现代，与时俱进。西医学在辨病、审因、对症方面取得了巨大成就，这种研究思路，是古代中医曾经力图探求而力所不能及的。难道已经具备研究条件的现代中医人，不该为之倾尽全力吗？中医人，应当"唯效是求"，开拓创新。

六、核心病机

核心病机，为证态之概括，确定方向，抓住症靶，定擒王之准星，立竿见影。核心病机，也是某种疾病某个阶段最本质的特征。说到底，就是将西医学的病理生理，转换成中医术语进行表达。针对核心病机的处方，就是辨病方。在辨病方基础上，用辨证和对症的药来调整修订，最终形成既符合辨病又符合辨证还能够迅速改善主症的完整处方。

个体化是医疗的最高境界。但个体化，并非无章可循。任何一种疾病，都有其发生发展的基本规律，而疾病发展的每一阶段，又都有其核心病机。针对核心病机的处方和药，就是共性处方、共性药。在这个基础上，具体问题具体分析，个性化用药，就是群体化中的个体化。没有群体化的提炼，是没有抓住疾病的核心。如果研究一个疾病，没有将疾病各个主要阶段的核心病机搞清楚，没找到切实有效的、群体化的处方，这种研究一定是不到位的。

在西医诊断的疾病面前，大家的认识是可以统一的。在这个统一基础上，寻找辨病方，即治疗的共性，是中医发展的重要途径。因为这种共性，不仅仅有利于中医传承、有利于中西医融合，更重要的，是可以大大提高疗效。而从疾病阶段的核心病机入手，是寻找辨病方的捷径。

中医方病对应方，是亟待挖掘和验证的。这类方的特殊性在于，有是病则用是方。在"方药量效关系与合理应用研讨会"上，李发枝教授介绍的当归拈痛汤治痛风急性期，用李东垣的清燥汤治疗空泡性脊髓病（不问有无暑湿，见是病则用是方），则是方病对应方。

对中医核心病机的认识，很重要的一条，便是伴随着对西医病理生理了解的深入而逐步深刻起来的。西医学对人体解剖、生理、病理等的认识，为中医深化对疾病的思考，提供了重要借鉴。找到辨病的核心方，是在中医对现代疾病病理的再思考，特别是反复实践基础上的凝练和总结。这是对现代疾病治疗共性的把握，是对核心病机的抽提。

病证结合的病，不仅仅是用来诊断和评价疗效，而是根据疾病自身发生发展的规律，从中医角度，认真分析每一阶段、每一类型的基本特征，从而找出核心病机，确立针对核心病机的治则治法和处方用药。这个过程，是由个体走向群体的过程，是对疾病认识的升华。再经过临床反复验证、修订，使治疗最终走向成熟。抽提核心病机，是中医特有的抽象思维。这种思维，凝练的是临床之精华，透射着思想者的光芒。多一分透力，长一分功夫；高一层抽提，增一分精准。

七、微观辨证

必须发展中医的微观辨证方法，以延伸传统的中医四诊手段。在现阶段，突破中医重宏观轻微观的弊病，深刻认识疾病的微观和内在表现，已成为现代中医全新的课题。

杨任民教授，早年辨治肝豆状核变性，根据患者肢体震颤、舞蹈样手足徐动、扭转痉挛、肌肉僵直等症候，辨证为肝风内动，加之患者均存在不同程度的肝脏损害，故选用龙骨、牡蛎、蜈蚣、全蝎、僵蚕、地龙、龟甲、鳖甲等药物治疗，结果不但无效，反使症状加重。后来分析发现上述药物含铜量均很高，加重铜蓄积。在中医经典理论受到挑战时，杨教授仔细观察了此类患者，发现患者大多有口苦口干、口中臭秽、便干、溲赤、舌红、苔黄腻、脉弦数或弦滑等表现，辨证当属湿热内蕴，分析病机可能系铜毒内蕴久而化湿化热所致。于是创立了清热解毒、通腑利尿的法则，自拟组成肝豆汤治疗，结果获得了较好的临床疗效。杨任民教授，创造的"铜毒"一词，就是参照西医学病因、病理提出的。所以参照微观辨证常常是必要的。中医，必须在实践中发展，切忌纸上谈兵，墨守成规。

八、黑箱与白箱

如果说西医学，从过于精细化的反省中，逐步走向综合和整体，是痛定思痛的幡然醒悟；那么，中医在整体、综合的基础上，走向精细和量化，也是发展的时代要求和必然趋势。辨证和辨病论治，一个是黑箱，一个是白箱，非但不是对立，而是各有所长，优势互补。中医大发展的机遇在此，动力在此，疗效亦在此。

从西医学"病"的角度认识疾病，并用中医的思维，针对疾病或疾病过程中某个环节的核心病机，探索有效治法，是一个全新的视角，也是辨证论治的重要补充。这个视角，古代中医曾经尝试过，但终因打不开人体的黑箱而停滞。如今黑箱已经打开，为丰富和深化中医对人体的认识，提供了前所未有的条件和机遇。

黑箱，练就了中医观察抽象推理之能力，发展了西医所不及的望闻问切诊查手段。但中医是希望打开黑箱的，如清代王清任，在大量解剖尸体后，悟出了血瘀之道理，创造了系列逐瘀汤。

借助现代科学，特别是西医学，把整体的框架分解成精细的结构，把宏观的视野延伸至微观的精细，把证的定性与病的定量有机结合，是时代赋予中医的历史责任，是中医发展的必由之路，也是中医走向世界的关键一步。继承是根基，创新是动力，重塑是必然。

现代医学，为中医打开了"黑箱"。使我们的视角从宏观延伸到微观，从空间扩展到时间。现代中医人，已经不再只关注"刻下"，而是疾病的全过程；不再只评价患者的主观感受，而同时评价反映疾病进退的客观指标；不再满足于中医的"理论自洽"，而是利用现代科技努力实现"终极追问"；不再满足于师承的用方用药用量经验，而是用客观评价研究方药的量效关系；不再停留在"中西医结合""宏观与微观结合"的理想，而是实实在在搭建着结合的桥梁。现代中医人，已经敞开了胸怀，接受现代科技、现代医学、现代哲学、现代人文的最新成果，重新构建中医诊疗体系。只是这条路走起来很艰难，也很漫长，需要许多人、甚至几代人的共同努力，但前途是光明的。至于中医内部的鱼龙混杂、乱象丛生，的确需要自身的净化，需要加大力度监管，改善中医生存的环境。

第七章

知行合一与经方活用

一、知行合一

治病是实战。目的只有一个：治好病。白猫黑猫，抓住老鼠就是好猫。切忌刻舟求剑、按图索骥、理论脱离实际。疑难病尤其如此，经常会不按套路出牌。笔者的导师国医大师周仲瑛曾对我说：科学不分国界，医学何分中西！笔者最欣赏王守仁的"知行合一"，一切从实际出发，实事求是；不搞空头理论，不搞花拳绣腿。

知行合一，实事求是，是解决医学难题的不二法门。中医的多维辨证体系，是经历了痛苦的失败和医学的不断进步才不断发展完善的。任何一种疾病，除共性外，都有其特殊性，甚至有六经所包含不了的发生发展演变过程。面对现代新发和复杂的疾病，经方必须活用，才能显示出经方恒久的魅力。

创新，是突破常规的卓越。如果说"千病一药，千药一量"是群体化治疗，那么，针对患者，实事求是、知行合一制定的个体化治疗方案，就是治疗的艺术。

为什么我们要特别感谢吴又可、杨栗山、吴宣崇等瘟疫大家？为什么要特别感谢叶桂、吴瑭、薛雪、王士雄等温病大家？

是因为他们突破传统、与时俱进、知行合一，解决了临床难题，推动了中医学术的发展。

二、经方活用

（一）《伤寒论》之"伤寒"本义

桂林古本《伤寒杂病论》（汉长沙太守南阳张机仲景述，桂林罗哲初手抄，广西人民出版社出版），是一部非常具有研究价值的民间手抄本。从它的十六卷排序，可以清晰地看到伤寒与杂病的关系，伤寒与温病、暑病、热病、湿病、伤燥病、伤风病、寒病的关系。对"伤寒是外感病总称"的广义伤寒说，是一个强烈的质疑。桂林古本《伤寒杂病论》卷第三，不但有伤寒例，还有杂病例。仲景以非常清晰的思路，讲述了以六经辨伤寒，以脏腑辨杂病的基本方法。

杨麦青先生，是笔者敬重的老前辈，是西医学习中医而能真正登堂入室的中医学家。他接触了除霍乱以外，几乎所有的传染病，提出了《关于伤寒论传经和六经的假说》。他以一生之体会，指出："不懂传染病，不足以言伤寒。"

《伤寒论》有两大谜团。其一是：伤寒到底是什么病？其二是：《伤寒论》的剂量到底是多大？伤寒本病应当属于一种传染病，而在其发病过程中又与许多传染病及内科杂病发病特征相类似。如《伤寒论》序中所言："……其死亡三分有二，伤寒十居其七"。就是说，10年之内，家族200多口，死亡了2/3，其中因伤寒病而死的，占七成。也就是说，和伤寒同时的还有死于其他疾病的，占三成。

笔者早年读《素问·热论》，对一日一经不理解，以为是说说而已。但当笔者看到流行性出血热的重症患者，发热、休克、少尿三期重叠，其发展之快，死亡之速，就信了。当时，在20世纪80年代中期，有那么强大的西医对症处理，死亡率还在10%以上。要是仲景时代，可想而知。刚发病时，患者发热、恶寒、头痛、身痛、腰痛、骨节疼痛，三痛、三红，一派太阳经证。一两日后，就是一派大热：大热、大渴、大汗、脉洪大而数，一派阳明经证。如果毒血症明显，大便燥结，腹胀如鼓，就是阳明腑证，用承气类方，服一剂药，大便若能通，尚可活。大便若通不下来的，最后都是中毒性肠麻痹，毒血症而死。如果是早期休克，见四肢凉冷，但胸腹灼热，热深厥深也。如果休克发展，胸腹一凉，血压多半很低，甚至测不出来。早期用四逆散，后期用四逆汤类方。而最典型的是膀胱蓄血，有的肾病综合征出血热患者，膀胱蓄血非常常见，肾功能第二日就能迅速恶化。小便被膀胱出血的血块堵住了，水钠潴留，心衰、呼衰、脑衰、胃肠道衰竭，接踵而至，而一旦用桃核承气汤，血块一出，小便如注，各脏器衰竭迅速缓解。而老年高热不退，舌卷萎缩，全身又高度水肿，就是典型的猪苓汤证。

太阳篇为什么占那么大的篇幅？就是因为发病的前几日，太复杂了！病情变化太快，几日就能死人！泻心汤类方证、栀子豉汤类方证、百合汤类方证等等，都可见到。至于到疾病后期或恢复期，则多见太阴、少阴、厥阴证。所以，若不理解伤寒这个病，怎么可能真正懂《伤寒论》？就像杨麦青先生所说，不懂传染病，就不会懂《伤寒论》。

《伤寒论》，是可以发挥治百病的。所以我说：真懂六经，半部《伤寒》治百病。但前提是：要弄清伤寒其病的本义。

1984年亳州会议期间，笔者曾经向钱超尘和梁俊（时任中医研究院医史研究所副所长）先生提出请求，希望他们能通过考据，回答2 000年中医界的疑惑：伤寒其病和伤寒其量。但两位先生表示，他们不从事临床工作，有些问题难以定夺，光靠文献考据不够。所以，笔者一直留心这两个问题。没想到，1985 年笔者考取了周仲瑛老师的博士生，研究流行性出血热，使第一个问题不攻自破。在那里，实践经方本源剂量，又使笔者对第二个问题有了深刻的感悟。后来，1995 年笔者在中华医史杂志发表的《神农秤考》，对本源剂量已经很有底气。再之后 2009 年的"973"项目，终于有机会在急危重难疾病，用循证医学证实了张仲景本源剂量的可信性，从临床角度用循证研究，实现了本源剂量研究的历史性突破。发表了专家共识，圆了笔者的其量梦。但自从发表了《从流行性出血热看"伤寒"其病》以来，始终觉得论说不够圆满，尚未回答《伤寒论》里为什么也有好多一般外感疾病的论述。最近重温桂林古本，终于"前嫌"冰释。

宋本、唐本《伤寒论》，因非仲景原貌，极易产生困惑。困惑就在于：因为是割断本（把《伤寒杂病论》分成《伤寒论》和《金匮要略》），所以让你看不清《伤寒杂病论》之原貌；因为是残缺本（没有杂病例、没有六气内容），使你会误认为伤寒治所有外感病。桂林古本《伤寒论》，即使是伪书，作者亦是深得仲景精髓之高手。明知是伪书，亦足以解吾心中几十年之困惑！其作者足以称仲景之功臣！其著作若叫作《论广伤寒杂病论》，或可成为千古名著矣！评桂林古本《伤寒论》：伪不伪，治病若效伪就伪；效不效，临床验证最干脆。横批：唯效是从。

崇尚经方传一脉，用精时方好气派。问我属于哪一宗，知行合一效方派。

（二）《伤寒论》之活用

不学长沙，医之所病病疾多；不懂经方，患之所苦苦道少。

真懂六经，半部伤寒治百病；真懂中医，万千变化总阴阳。中医经典，若把它当成金科玉律，无异于作茧自缚，若把它当成智慧源头，方涌出汩汩活水。

纵览时，六经可统帅百病；横看时，一病有一病之"六经"。什么意思呢？百病均可按六经辨，按经方治，这没有问题，但这是通治法。若具体到每一个病，都有其自身的特殊性，有其自身的发展演变规律，只有把每一个病的规律找到了，治疗才更有针对性，疗效会更加提高。所以笔者认为：一病有一病之"六经"。对现代疾病，一个病一个病地总结其规律，按其规律和发展阶段，恰当地选择和应用经方，就是对经方最大的活用。

《伤寒论》之方，本即治百病之方，仲景独取其治伤寒耳。《兰台轨范·凡例》云："盖《伤寒》诸方，当时本不专治伤寒，南阳取以治伤寒之变证耳。学者当合《金匮》《伤寒》两书相参并观，乃能深通其义，而所投辄效矣。"由是观之，当今之病，依病之规律，抓住病机，精选古方，分期分证而治，即是今之《伤寒论》。何需按图索骥，刻舟求剑，以今之杂病，生套《伤寒论》之经文乎？

以六经辨杂病：原本《伤寒》《金匮》分，奈何六经辨杂病？盖缘《金匮》遗失久，得时《伤寒》已流行。（注：仲景杂病部分久已失传，直至北宋，翰林学士王洙才发现《金匮玉函要略方》。此时，以六经辨杂病已流行甚广。）

方证相应，应在病机上。根据证的核心病机使用经方，以应对现代疾病，是谓经方新用。且勿以伤寒外感之条文，套用内伤之杂病。

盲目崇信独尊经，不知仲景最知行。倘若医圣天有灵，定会劝君与时进（注：明代王守仁，倡知行合一，反对脱离实际的空谈和不解决实际问题的说教，是实事求是的典范，是务实求效的楷模，值得吾辈恭臣致敬）。

伤寒本一病，辨期分六经。识得个中昧，经方治万病。经方派虽多，总以病机合。不解长沙意，皓首依蹉跎。

古人之病，不似今人庞杂，亦少老年病、慢病。即使急危重症，也绝少杂合干预，故治亦单纯。今之为医，针对庞杂疾病，必以古方为参照，而另辟蹊径，探索新法。

回到经方，是因为要知道中医处方的始点，但一定要把始点当成新的起点。

仲景给了我们两个诊病模式：一是伤寒模式（笔者认为伤寒与流行性出血热极其类似），把疾病发展过程分成六个阶段（笔者称之为态），每一阶段再精细化分型（汤证）。二是金匮模式，对一个主症（如水肿、黄疸、呕吐等）精细化辨病。虽然当时的条件，准确诊断疾病不易，但仲景在尽力分辨，如黄疸、黑疸、谷疸、女劳疸等。所以，金匮里有很多辨病方。

笔者认为，仲景的贡献不仅仅是有效的方药，而应该包括辨病的思维模式：即对外感病的分期、分证模式和对内伤杂病的抓主症、辨证候模式。六经是仲景用伤寒这种传染病给后世提供了一个研究的范式：即把伤寒病演变的过程概括成 6 个阶段（分期），然后根据 6 个阶段的核心病机归纳出纲领证、常见证及变证，再据证立法立方。是集古方、众方于一病治疗的集成创新的典范。温病学家，如叶天士也采用了这种模式，用于其他类型的温病，而总结出卫气营血的规律。所以，对一个疾病，按照疾病的发展过程来分期、分证，是仲景对后世的最大的启发和最大的贡献。硬是以六经统治百病，既不符合仲景原意，思维上也有失偏颇。

一部《伤寒论》，演绎万万千。注释上千部，几人治伤寒？皓首又穷经，伤寒难上难！方证为核心，因机溯源看，结合现代病，找准药靶点。死书活人读，莫被书困翻。

三、经方之窘境

经方，药少而精，药专力宏，历经千百年而弥新。经方在日本，无需像新药一样，走研发程序，而是视为经典药方，整建制搬到药典里来，应用于临床，销售于世界。所以，在全世界范围内，日本占据了极大的中药市场。而在中国，任何一个经方做成中成药，都要严格走新药研发和审批程序，否则视为违法。这就大大限制了经方的开发和应用。这些年，经方的学习和传播有所进步。但临床应用上，仍然受到《中国药典》规定用量的限制。如经方的多数药物剂量范围，远远比现代宽泛，而现代药典法规的剂量整体偏小且限定严格，严重影响了经方的疗效。特别是经方中有毒药物的使用，被《中国药典》严格限制，剂量大大减小。如乌头、附子、水蛭等，而有些有毒药物，医院完全没有，如甘遂、大戟、芫花等。这样，虽然说是用经方，但有的只有经方之药，而无经方之量，有的甚至根本就抓不到经方之药，怎么能够谈得上经方之效呢？所以，要想真正发挥经方的神奇功效，服务于中国人民，服务于世界人民，就要重新审视对于经方的政策，就要放开对应用经方的束缚。

当然，从国家的层面，加大研究之投入，加大开发之力度，加快开发之速度，全面考虑、顶层设计、分步实施，是当务之急。时代呼唤经方，医改需要经方，百姓受益经方。经方大发展的时机到了。

第八章

体病药论

一、总括

体者，患病之躯，既病，体有违和可知。病者，失衡之态也，证为其表。药者，调态之助力也，助体以除病。药体不合，则违和加剧，"体不受药"；药病不合，则证候加剧，"病不受药"。解除之法，"体不受药"者，小量频服，待其耐受；"病不受药"者，证候短暂加剧，震荡之机也，待其衰减而已。

体实之病，十去其五；半实半虚，十去其七；大虚之病，十去其九。盖体内自有大药，药足则仰之，药少则扶之。

二、体内自有大药

机体的修复，是一个极其精巧的工程。不是说，你给患者喝的药，就是修复剂。实际上，药只是给机体一个助力，在已经失衡的天平上，帮它加一个砝码。真正的修复是靠机体自身。所以说"体内自有大药"。

普通感冒七日自愈及伤口自行愈合，都说明机体具有强大的修复功能。但为什么疾病不治，常会渐加？恶性循环使然。对抗性治疗，对症处理，或扶正固本，都是给机体一个助力，打破恶性循环。汗吐下，就是常用的"震荡"疗法，在过激中，机体重新调整。因此，矫枉常需过正。

中医治疗病毒性疾病，并非着眼于杀病毒，而是调动自身的免疫能力去清除病毒。当机体被某种"邪气"侵袭，抑制或削弱了免疫功能，使"体内大药"不能发挥其功能，中药的作用主要是改善体内环境，为机体免疫功能的发挥创造条件。这或许是中西医治疗病毒性疾病，在思路和治法上的根本区别。

机体内环境的平衡，是健康的基础。疾病，就是失衡。治病，就是调衡。中医根据辨证，采用汗、吐、下、和、温、清、消、补，其目的只有一个：调衡。利用药物的偏性，调整疾病时的偏态，就是为了给机体创造条件来自我修复。西医针对病毒的"祛邪"和中医针对环境的"调衡"，都是有效的治疗手段。

为达到稳态，机体内的自清理、自保护、自组织、自平衡功能，时时刻刻都在努力工作。一旦人体出现某方面的显态，表明某方面的平衡已被打破。从表观断失衡，用方药调失衡，是中医的智慧。而上工、中工、下工的区别，就在于对隐态的敏锐发现、对显态态势的准确判断和对严重势态的驾驭能力。

有些疾病，你改善了它的环境，依靠"体内大药"，就可以康复。但有些疾病，"体内大药"已经无能为力，这就需要借助直接针对病原的外力，如结核病。找到真正有效的辨病方和病因药（靶方和靶药），在辨证基础上恰当应用，疗效会大大提高。

面对复杂疾病，执简驭繁，是医生智慧和能力的体现；而把握治疗的"度"，是医生水平和经验的体现。"体内自有大药"，治疗只是给它增加助力而已。病重药轻，杯水车薪；病轻药重，徒伤正气。

中医治疗的方向大体可分为两种：祛邪和扶正。即直接针对疾病或病源（正面战场）和（或）充填或协助启用"体内大药"（后方支援）。所以，中药复方药理作用，应当围绕这两个方向展开。如果眼睛只盯到"祛邪"的指标，就可能埋没了"扶正"的作用。换句话说，起效了的物质基础不一定是中药本身成分或代谢产物，而是"体内大药"。所以中药药理作用的研究，眼睛若只盯在了"靶"上，则常常找不到有效成分或有效成分浓度太低。而在"调态"上，又找不到明确的指标。由此得出错误的结论：中药无效。

第九章

中医思维

对于阴阳五行，曾有一哲人说过：五行，对中医最大的贡献，是整体观。即把看似割裂的各种事物联系起来。至于联系的对与不对，是另外一回事。所以，当思维活看，有它的历史价值；当技术死看，无异于作茧自缚。阴阳五行，是蕴含在中医基础理论这个机体中的骨架，几乎无处不在。无形中，已是中医理论切割不断的骨血。然而，"道生一，一生二，二生三，三生万物""阴阳者，天地之道也，万物之纲纪，变化之父母，生杀之本始，神明之府也，治病必求于本""阴阳者，数之可十，推之可百，数之可千，推之可万。万之大，不可胜数。然其要一也""阳中有阴，阴中有阳"。由是观之，宇宙间万事万物，未有不可用阴阳分者，而万事万物又无一不是阴阳。"横看成岭侧成峰，远近高低各不同。不识庐山真面目，只缘身在此山中"。粗看似是者，细看多非也。相反，细看似是者，粗看多非也。阴阳五行，宜粗看不宜细看，宜心化不宜物化。"似是"，生化变化无穷；"就是"，理僵事僵术僵。观《内经》，阴阳，无论你怎样穷分，"然其要一也"，说明又不可真分；无论你怎样变化，"治病必求其本"，说明治病本来简单。

有些专家强调发展中医，要靠中医思维，这是非常对的。但同样是强调中医思维，却走了两条很不同的路：一条是古云亦云，不敢越雷池一步；一条是在继承传统精髓基础上的创新发展。何以差别至此？缘于对中医思维的理解不同所致也。首先我们谈谈，何谓中国思维？笔者的理解，它是根植于中国传统文化核心理念的思维。这种思维，像汩汩清泉的活水，不断给中国人以智慧的启迪和升华。它是以天人合一、形神一体、中庸平衡、取类比象等思维方法，对当代人文、社会、科技等最新成果，进行系统梳理，从而不断产生出反映时代进步的研究成果。这和古云亦云、唯古人马首是瞻，风马牛不相及也。中医思维，是象思维。由外揣内，取类比象，疗效试错，不断修正。在观象、形象、比象、抽象中，观象是能力，形象是对话，比象是实战，抽象是升华。这就决定了好的中医必须具备：敏锐的观察能力，高超的阐释能力，强大的实践能力和精准的抽提能力。强调中医思维，盖同与此。如果中医先圣有在天之灵，一定会发出和齐白石先生一样的呐喊：学我者生，似我者死！

我们强调中医思维，首先必须做的一个工作，就是去粗取精，去伪存真。用中国传统思维和中医思维的精华，去挖掘、去发现，充分利用现代科学和现代医学的成果，去创新治法，建立新的理论体系。

中医在几千年里，由于思维和条件的限制，长足地发展了以辨证论治为主要手段的个体化治疗。但同时就存在一个严重的缺陷：即在把握疾病规律基础上的群体化治疗。由于传统上，每个医生看的许多疾病，缺乏统一的诊断标准，难以对一个同质的疾病，进行大量的、系统的观察，所以，难以把握疾病的规律，也就缺少针对群体的治疗方案。我们不得不承认，这是中医的短板，是中医的缺欠。实际上，中西医之间的病名不能简单对接，当我们以西医学来诊断疾病，并将其作为研究对象后，思维上容易犯一个严重的错误，那就是把传统中医的病名或证名，简单的和西医的病名相对接，导致我们错失了依据临床实际，重新对疾病分类、分期、分证的良机。以致到目前为止，能够用中医思维审视现代疾病的病种寥寥。

因此，在个体化的传统基础上，基于西医学的疾病诊断，从中医的角度，重新认识疾病的规律，重新对疾病进行分类、分期、分型，从而找到群体化中医治疗的规律。在群体化治疗基础上，再个体化治疗，中医就会大大发展。这种基于西医学疾病诊断的群体化中医研究，不是老问题，而是新问题，不是西化，而是重大发展。回顾中西医结合之初，曾在指导思想上犯了一个错误：就是简单的"嫁接"。把糖尿病和消渴"嫁接"，把冠心病与胸痹"嫁接"，把高血压与眩晕"嫁接"等。消渴分几型，糖尿病就分几型；胸痹分几型，冠心病就分几型；眩晕分几型，高血压就分几型。这种"嫁接"的结果，让中医人的疗效，在现代医学诊断的疾病面前，感到力不从心甚至逐渐丧失信心。其根源在于，没有清楚地认识到，传统中医虽然在辨证论治上有优势，而对现代医学诊断的疾病规律的把握上，在辨病治疗（特别是指标治疗）上是短板。我们的糖尿病研究，是在深刻汲取以往中西医简单"嫁接"的教训基础上，按照糖尿病自身的规律，按照中医的思维，重新分类、分期、分型，才使得糖尿病的中医认识和治疗取得了重大进展。历史的经验和教训值得回忆。笔者为什么赞同大医院的医生，在大中医培训基础上要专科发展，而不是千篇一律培养全科中医？就是因为专科对一个疾病或一类疾病，能够把握其规律，能够找到群体化治疗的靶方靶药。只有专科发展到一定程度，只有专科医生们的临床积累到一定程度，才有可能在群体化治疗基础上，走向更高层次的个体化治疗。辨证论治，有其无可否认和无法替代的优势，是中医的一大发明。但是，中华人民共和国成立以来学院派的教育，把它神秘化、唯一化、排他化了，使传统本来就薄弱的辨病、审因、对症等，更加削弱了，这对中医的发展显然不利。

西医知识和中医知识，对于搞中医文献的研究者来说，所需之差异可谓天地，而对于一个现代临床中医医生来讲，却是同等的重要。只是在思维上、治疗方法和手段上，孰主孰从而已。中医人，始终不要忘记"以我为主，我主人随"。

"以我为主，我主人随"，指借用西医的诊断和疗效评价标准，使中医对疾病的认知放在一个新的统一的基准上。用中医的思维，从因机证治角度，重新审视疾病，找到疾病的共性、规律，用中医的手段解决问题。利用现代科学、现代医学等多学科手段，阐释治病的机制，丰富现代医学的认知。这就是守中医之正，创医学之新。

对于疾病的规律性，中西医有两种完全不同的认知、归纳、抽提的方法。西医是"寻因"。由内而外，不知内则不知外。中医是"辨态"。由外而内，知外可以"揣"内。所以，西医擅长病因明确的疾病，中医擅长病因不明确的疾病；西医擅长单病因的疾病，中医擅长多病因的复杂或原因不明的疑难性疾病。

西医给我们最大的启发，还是思维方式。他们是不满足于发明，而要去发现；不但要疗效，还要说明疗效的机制。西医，也是从个体化医疗走过来继而群体化的，但是他们经历了长期的群体化之后，发现了还原思维的局限性，即无限分析下去，容易丢掉整体，故转而又向系统生物学、个体化诊疗进军。但是这种个体，是群体后的个体，较之原始的个体，上了螺旋的又一个层次。我们中医呢？恰恰是需要走向群体化，找到疾病治疗的规律、共性。但我们可以少走弯路，在发展群体化的过程中，要始终不忘记整体观，始终不忘记群体中的个体化。总而言之，要做到研究的群体化和诊疗中的个体化。

第十章

治未病

一、未病

无病就是健康。未病是和已病相对而言的，如果说已病是疾病的显性阶段，那么未病就是疾病发展过程中的隐性阶段。未病，不是无病，是疾病还没有发展到已病的隐性阶段。它提示的是一种迹象，一种倾向，是干预的最佳时机。此时，药量宜轻，丸散膏丹足矣。

治未病，是中医的思想，更应该是中医的行动。观当今社会，未病居多，已病三成，未病数少。社会医疗之资源，却绝大多数花在已病、未病上。与先哲"不治已病治未病"之古训，差之千里。大多数被认定为未病的病，其诊断指标和疗效判断指标都不够清晰，以至于疗效"说不清"。如果都像糖尿病前期这样，有国际公认的诊断标准和疗效判断标准，治未病的研究就有显示度了。有条件的基层医疗单位，应该更多的关注未病，因为他们是"前哨"。三甲大医院的医生，除了要真刀真枪的治疗"已病""末病"之外，也要投出相当的人力物力，把医疗的重心"下沉"和"前移"。至于医生个人，在"未病""已病""末病"的哪个方面擅长，就在哪方面着力，不矛盾！

治病如扑火。火势初萌，一瓢水足矣；待火势蔓延升腾，则杯水车薪，然仍有一举全歼之机；待烧成半焦，只有亡羊补牢，期待时日。故治病宜早。早，胜于有力多矣。

二、"精准扶贫"

汽车在设计时，有一个原理，叫"等强度设计原理"。人的器官，只有在"老死"的状态，才是同步衰老的。而大多数人，是某个器官出了问题，人就"提前报废"了，此时，其他的器官可能还很"年轻"。所以，对已损和易损器官，要实行重点保护。治病就是修理已损，防病就是保护易损。

古代人平均寿命短，除了传染病、战争、饥荒等外力折寿的原因以外，更多的是某一脏器的提前报废而"一击致命"。而西医学可以"挽救濒危"脏器，延长人体脏器"同步衰老"的时间，从而实现"地老天荒"的长寿。那么，中医在预防上如何实现脏器的"同步衰老"？在治疗上如何实现"带病上岗"？这就涉及"精准扶贫"，而不是"乱补一气"。

换句话说，在预防上，中医能不能实现"大概率预测"某一脏器的"提前报废"，采取"精准扶贫"，而不仅仅停留在某种体质的干预上。

三、治已病常需用调未病之药论

已病为显，有症可辨，立法不难。难者，从已病推未病而发于机先也。如久病多瘀，虽无瘀象，三七、桃仁之类用之；缠绵多湿，虽苔不腻，白术、茯苓之类用之；老年冠心病，痰瘀之药主打，但健脾培元必随之。此已病用未病之药。

中医讲已病防变。脏腑风湿病，变的重要因素就是反复外感。因此，预防反复感染和及时治疗，就是防变的重要措施。

第十一章

养生保健

开合司则内外通达，升降调则出入平衡，气血活则新陈代谢，阴阳秘则精气神足。

忍养安，乐养寿，爱养福，善养运，禅养心，道养行，学养德，诚养誉，礼养谊，动养身，友养情，和养气，天养地，古养今，顺养生。

一、平衡六首

（1）养生大道一言终，适应调整求平衡。自然社会讲适应，心身疾病靠调整。

（2）万病原本贪嗔痴，灵肉物欲引火情。扑火及时尚可救，燎原之势大病成。

（3）众人皆醉我独醒，把脉社会非诟病，我以我心照明月，要在适应讲包容。

（4）莫斗天地乐无穷，破坏环境病自生。你我同住地球村，多姿生态要共生。

（5）富贵贫穷不重要，知足常乐乃真经。打败对手诚有力，战胜自己最高明。

（6）龟息长寿千年柏，浩瀚海洋最宽容。放到最低自然大，精神内守病安成?

二、龟鉴养生

龟,行缓而息平,低耗而无欲。可伏宅基之底而逾千载,可压巨石之下而度万年。其伸也左顾右盼,免遭不测;其缩也毫不迟疑,保命长全。遇食如山而不多贪一口,相处同类而鲜有争端。以龟为鉴则为:龟息、龟欲、龟忍、龟食。如是者,可平和一生而得高寿。

三、清运养生

(一)清运少食的益处

脑满肠肥气血壅,灵机清运半腹空。不望彭祖八百岁,但享天年无病终。

四体勤劳空半腹,五藏清运少膏粱。饮食自倍,肠胃乃伤,代谢紊乱,病在胃肠。节食减肥,为治根本,改变习惯,重塑健康。少食清心,伸督柔任,颐养天年。

老年人,各项代谢功能都减弱了。所以,少食是维持代谢平衡的法宝。

注:人体内消化吸收代谢的器官,好比一台机器。吃得太多了,它就要不停地工作,加速老化。有研究表明:摄食限制可以使促进代谢的激素水平下降,代谢率降低,寿命延长。所以,少吃是对健康最好的保护。

(二)如何做到清运少食

自己怎样把握食量?因为每个人的食量和吸收代谢能力会有

所差异，故不宜千篇一律，而过于严格地规定每个人具体每餐的量。但食量总可以规定一个大致参照的标准。笔者提出的标准是：每餐吃的膳食结构可分三等：素、半荤半素、荤；吃的程度可分三等：可、饱、撑。若始终能把握在中等偏下，即可获健康长寿。

四、精气神的调养

劳心者，以耗散其神；劳力者，以耗损其气；劳色者，以耗劫其精。故节可保精，静可补气，睡可养神。

古人之长寿有三不知：不知恩怨、不知年龄、不知疾病。相逢一见泯恩仇，恨心不起。老来童心求童乐，老念不起。疾病为友伴我行，病意不起。难得糊涂，对身心不利之事全糊涂。如是，可"无疾"而终。

五、筋骨脉肌皮养生法

骨欲坚，养精蓄锐补之；筋欲柔，太极瑜伽舒之；脉欲充，果蔬饮食给之；肌欲健，健身运动强之；皮欲润，防晒保水护之。

游泳是很好的运动。冰水可炼意志，凉水可防感冒，温水可舒筋骨，热水可解疲劳。

睡眠是最好的养颜，心清是最好的充电，倾听是最好的修养，乐施是最好的积德。

六、养心法

（一）音乐养心法

音乐是打开心灵的钥匙，也是抚慰精神家园的良药。大体而言，情怀分四种，即大海情怀、草原情怀、高山情怀、小城情怀。

从其最喜欢的音乐可知喜好，以此进行音乐治疗，渗透心灵，滋润心田，可助药力。

（二）躁病治心法

智慧之人遇事心里有底，故静而不烦；愚鲁之人遇事不知所措，故躁而不宁。由是观之，躁由心生，心烦而肝火骤起。故除躁之法，镇心清肝为治标之法，解除心结方为治本之策（躁病之人宜交智慧朋友，释难解结则躁无由生矣）。

七、通达经络养生法

（一）通达经络的原则

经络畅则脏腑通，脏腑通则气血活，气血活则阴平阳秘，衰老延至。颈柔则臂展，腰强则腿健。肌活则腱韧，筋柔则节灵。故运动是通达经络的不二法门。中老年人，坚持适宜足量运动，是保持经络畅通的有效方法。

（二）疲劳综合征的"打坐通督健脑法"

颈椎、腰椎不好，常引起疲劳。这与"督脉"不通密切相关。打坐时，先用双臂带动颈部前后左右活动 10～20 min，当双腿压麻后，腿仍保持打坐姿势，身体缓慢柔和前倾，直至胸腹趴在床上，使颈椎、胸椎、腰椎、骶椎的椎体拉直。对颈椎、腰椎、膝关节疼痛很有效，更适合老年人。

矫正脊柱的简易方法：睡眠时，如果总是睡右侧，且枕头垫的很高，那可试试睡左侧，矫正已经侧弯的颈椎。若总是仰卧，则一定要经常有意识的俯卧。

督脉，是人体阳气之通道。很多人，脊柱不直，督脉不通。头沉、犯困、肩颈肩背腰骶僵硬酸痛、腿沉膝软，临症种种。老化，常常是从腿脚开始。打通督脉，人就会身轻体健，远离老化。

（三）通督脉

督脉，是阳气运行之道路。而颈枢（颈关节群）和腰枢（腰关节群），是两大关节点。经常活动颈椎、腰椎，保持气血通畅，则脑清目明，精力充沛。葛根汤是通督之效方。

八、淋巴保健法

淋巴是重要的解毒排毒器官，但又是最容易被忽略的自我保健部位。淋巴不畅甚或拥塞，淤而生毒，毒而生变，诸多疾病由是而成。简易方法：用按摩器或双手自我按摩时，按揉耳后、颈部、锁骨下、腋下及腹股沟淋巴结。尤其是女性，对防治"小三联"（甲状腺结节、乳腺增生、子宫肌瘤），非常奏效。

第十二章

中医的机遇、挑战和发展

一、中医的机遇

几乎所有中国古代的科学技术，都被现代科学彻底的取代，而仅仅成为科学史的章节。唯有中医，在西医如此强大的今天，仍然有旺盛的生命力。这是因为中医不但是逻辑的，更是抽象的；不但是平面的，更是立体的；不但是局部的，更是整体的。而且医学绝不仅仅限于科学技术层面，必须是生态、心理、哲学、艺术、文化和科技的全方位视角，且以中医对人体健康和疾病的独特认知指导临床，又确有疗效。中医是与西医不同的人体科学认知方式，它的方法论源自中国古代哲学。它是中国文化的载体，是让世界了解中国文化最直接的窗口。

中医学有三大医学思想，对未来医学有着重要的启迪。一是生态大系统医学思想，强调病与病、病与人、人与环境相互关联的全方位关照；二是个体化医学思想，强调的是三因制宜；三是治未病医学思想，强调的是前瞻性干预。

慢病时代的到来，为中医发展创造了历史的机遇。如果说20世纪，时代呼唤解决传染病、感染性疾病、急性心肌梗死等急性病，把历史的机遇给了西医学，从而促进了急救医学的长足发展。

那么21世纪，涉及多病因、多系统的慢病，将是中医大显身手的最好舞台。

时代面临六大类疾病的挑战：老龄化社会所带来的老年病、与医疗进步伴行的慢病、与经济发展伴行的全社会的代谢病、与社会节奏加快伴行的心源性疾病、药物不合理或乱用造成的医源性或药源性疾病以及与交通信息发达伴行的全球性传染病。而这六大类疾病治疗的进步，是时代赋予中医人的艰巨任务和历史机遇。历史的机遇是最大的机遇，中医学的复兴已经初见曙光。

如果说秦汉时期是中医学史上发展的第一个高峰，构建了中医学基础和临床的基本框架。金元时期则是中医学史上发展的第二个高峰，主要是拓展了内伤病辨治的疆域。而明清时期的温病学，可以称作中医学史上的第三个高峰，主要是拓展了外感病辨治的疆域。假如有中医学史上的第四个高峰，那一定是老年病、慢病理论和实践的重大突破。

纵观医学之历史长河，疾病已经到了一个非常宽阔的地带。其辽阔之程度，古人无法想象。相应的，慢病及老年病，从理论到实践都缺乏。而未来，它们将成为疾病的主体。中医已经遇到了理论和实践大变革、大突破的历史性机遇。时代的呼唤是最大的社会需求，也是医学发展的最强有力的推手。而这个变革，不是出现在这个时代的起点，而是在它的拐点。最大的运势莫过于时代的呼唤。全社会的老年病、代谢病、慢病时代的到来，是中医发展之最强劲的动力，也是中医理论创新的世纪源泉。

天时，在于进入21世纪，老年病、慢病、多系统复杂性疾病成为医疗的头号对象、头号难题，中医可以大有作为。时代的需求，是中医发展的最大动力！地利，是中医源自中国，有着得天独厚的悠久历史和临床积累，有党中央国务院的高度重视和政策，有几十万从业的中医人。人和，有一大批觉醒了的中医人，有一大批为中医事业矢志不渝奋斗终生的中医人。

如果说，以邓铁涛为代表的一代铁杆中医，他们在数千年中医一统天下的时代突然终结时，面临的是生存、困惑和必须勇敢捍卫，那么我们今天所面临的则是世界医学大同的新时代。如果说，上一个世纪，时代需要医学去攻克感染、创伤、急救，把发展的机遇给了西医学的话，那么21世纪，时代需求医学要更多关注老年病、慢病、代谢紊乱性疾病，这就把机遇给了中医。中医药的发展，绝不仅仅是靠国家政策的扶持，而是时代的需求。

二、中医的挑战

几千年文化沉淀下来的集体无意识，是一个民族区别于其他民族最本质的特征，是挥斩不断的民族烙印，但集体无意识的背后，可能隐藏着原始的缺欠甚至错误。学中医尤当关注此点。

笔者常羡慕扁鹊华佗，有伸展拳脚之地，而建济世活人之功；吾亦常慨叹当今之窘，退中医于调理，见急危而束手。

观当今之中医药，药强而医弱。医何以弱？弱在理也。理不明则力无向，力无向则病难效。

传统中医，由于地域、个体行医等的限制，除病程较短的外感病外，对病程较长的现代概念的慢病，难以进行系统的全过程的考察，往往只看"当下"的证，所以认识很难全面。往往个体化诊疗有余，群体化研究不足，且对疾病规律的把握远远不够。同时，因为缺乏现代诊断工具，打不开黑箱，对许多疾病的描述，缺乏内在的特质性，疗效评价亦欠客观。但这些都不是古人的错，是时代的局限性导致的。现代中医，正是要在现代疾病的框架下，全过程地认识疾病，找出疾病的诊疗规律。这些工作本身就是不同于古人，本身就在创新。

200 年的中西医碰撞，一个甲子的中西医结合，中医分科的积淀，才有可能在现代医学诊断基础上，重新认识疾病的发生发展规律。我们如果还是套用古代辨病模式，就会刻舟求剑、按图索骥，就会脱离临床的实际。就如同冠心病，归属于胸痹的范畴，于是乎中医似乎有了数千年的治疗经验！其实，胸痹的辨证规律怎可套用冠心病！其他还有很多类似情况：眩晕辨证去套高血压、消渴辨证去套糖尿病……

我们要从临床实际出发研究疾病的规律。比如有人认为"太阳脉浮；少阳脉弦；阳明脉大；太阴脉弱；少阴脉微细；厥阴脉微欲绝！仲景真厉害，如此简单明了识六病"。这个确实看起来很简单。但一个疾病的发展规律，是不是都这么简单？即使是同一个柴胡桂枝干姜汤证，针对不同的疾病，如结核性胸膜炎、慢性胃炎，或者糖尿病等，治疗能一样吗？所以一切都要从临床实际出发，认真研究每一种疾病的规律，从而分期分证治疗。这是古人无法想象也无法做到的。我们有现在的诊断条件，不去研究疾病的规律，仍然是以古套今，疗效如何提高？如何超越古人？人们试图在找一种简洁的方法，去应对百病。这个思路是对的。但一病有一病的规律，岂是一个辨证模式所能概括？一病有一病之规律，未必六经所能囊括。经方要在活用。掌握其核心病机，即可用于纷繁之疾病。

三、中医的国际化

中医要真正走向世界，还有很远的路。要想加快进程，有三个重要环节。其一，中国传统文化前行是必要的铺垫；其二，以医带药，让人们实际体验感受到中医的疗效，这是传播的关键；其三，中药种植和制药的国际标准化是占领全球中药份额的基石。

中医走向国际，是要在国际医学的总体框架中，加上自己独特的元素；是要在雄壮的交响乐曲中，加上自己彰显的音符；是要在广袤无际的开阔地里，有那么一大片绚丽多姿的映山红。而实现这些的前提，是搭建中西汇通的病生桥梁。

特色，只有转化为优势，才有价值。民族的，才是世界的，这句话只说对了问题的前一半。优势的，才是强大的，应是这句话的后一半。中医，只有把特色转化为优势，才能真正走向世界。

中医之传播，一定要经过再创作，把深奥的理论和艰涩的语言，变成通俗易懂的知识。所谓：巴人俚曲，和者或广；白雪阳春，高处凛寒。

屠呦呦获诺贝尔医学或生理奖对我们中医人启示巨大：第一，对"找回中国人自己的儿子"（中医药），对找回中华民族的文化自尊和主体自觉，其作用都是巨大的。第二，疗效永远是中医人追求的目标。用青蒿素挽救了几百万甚至上千万疟疾患者的生命，是屠呦呦最大的功德，诺奖只是科学对她的回报。第三，继承是创新的源头。屠呦呦在关键突破上借鉴了中医古籍。中医药与西药研究最大的不同点，是中医药几千年的人体试验，这是世界医药学中无与伦比的宝藏。中医药人一定要充分挖掘老祖宗的智慧，为现代医疗服务。任何数典忘祖，任何妄自菲薄，都是对中国传统文化精髓的背叛。第四，发展中医药，必须充分借鉴和利用现代科学、现代医学的成果。屠呦呦的最终成功，有赖于现代科学、现代药学的技术，是传统与现代科技结合的典型案例。任何夜郎自大，任何固步自封，都是对中医药发展的桎梏。第五，当今所面对的最大难题，如老年病、慢病、代谢紊乱性疾病等复杂性疾病，中医药有巨大潜力。复杂性疾病，需要多种思维的碰撞，多种技术的相互补充对接。中医药对疾病的整体观和对待患者的个体化思想，与现代医学的系统生物学、精准医疗、个体化医疗等结合，无论从思维模式还是研究的技术手段，都可能产生出巨大的创新。第六，破解中国卫生难题，离不开中医药。中国的医改离不开中医药，中国的医疗同样也离不开中医药。民族的，更是世界的！这是屠呦呦获诺奖给中国人最大的激励。

四、中医的振兴——疗效

后现代，是一个关注当下的时代，比剑为其时代的鲜明特征。任何花拳绣腿，都将在比剑中死去。中医，最要紧的不是要政策、经费，而是要苦练剑术。岐黄言道，农尹言术；岐黄取象，农尹比剑。故言医理，岐黄乐道；而真治病，必倚农尹。

中医在未病预防、已病调理上的优势，已经得到社会认可。当今中医最欠缺的，仍然是急危重难！要拿出具有显示度的疗效，拿出国际公认的证据，若不在治疗思路上创新，不在研究方法上突破，不在合理用量上下功夫，是不可能的。中医从来就不缺少模糊，缺少的是精细；中医整体观，本来就是强项，而微观、精细则是短板。

强势从来不是喊出来的，必须有实力的支撑。灭亡也不是骂几句就降临的，必须有消亡的根脉。中医学，只有突破固有的框架，站在现代哲学、社会学、文学艺术、科技的制高点，广纳博取，才有可能强势的回归。

我们面对西医学诊断的疾病，要把它作为新问题，而不是老问题来看待；我们要从现代临床实际出发，按照中医的思维，重新分类、分期、分证，而不是拿古人已有的模型套用过来。很多疾病，都有其共性，但更多的是其个性。我们中医在疾病共性研究上，有深厚的积淀。但是，对疾病个性化的研究远远不够，是绝对的短板。发展中医，主要应该着力的，是基于西医学诊断的疾病的个性化的研究。中西汇通，不仅仅是用西医知识解释中医，更重要的是，要在同质的疾病框架内，找到融合点、结合点。古代，由于诊断手段的限制，加之个体行医所见疾病的限制，不可能对一种疾病或一个系统的疾病有全过程完整的认识。所以，大大发展了黑箱，这是中医之所长。现代，已经有了这个条件，已经有了分科，已经有了基于西医学诊断的条件，应该而且必须要重新研究每一种疾病的发展规律，已经有条件走向微观、走向精细。每个疾病，都会有每个疾病的模型。大一统的模型，是传统粗放而不是精细。我们的时代，迫切需要发展的是精细而不是粗放。

仲景遇伤寒创六经辨证，天士遇温病建卫气营血，又可遇瘟疫立膜原之治，无一不是对传统理论的重大突破。突破的唯一理由，就是疗效。时代更迭，疾病岂能原样？科技日新，中医安能固步？古方今病，加减何堪省略？在继承基础上，从临床实际出发，与时俱进，创新治法，提高疗效，是中医发展的不二选择。

中医和艺术有很多相同之处，但唯一的不同是可以实证，那就是用疗效说话。

中医之振兴在于疗效，疗效在于明理。

读书铺路，拜师启迪，精进在悟。教师：明效，明理，明炼，明教（注：明炼：咀嚼后吐出精华；明教：因材施教）。在当今，以大智慧、大知识、大军团、大手笔，以千军万马、雷霆万钧之势，向当今科学的制高点——揭开人类自身的健康和疾病之谜的宏大战役中，我们中医该如何应对，的确需要沉思。笔者常想，我们中医药之所以能生存下来，是基于疗效；之所以受世界青睐，是基于疗效；之所以列为国策，还是基于疗效。那么我们的疗效在哪里呢？主要是西医还说不清、治不好的疾病。这是我们的生存之本、立足之地。但事实上，这块阵地，正在逐步缩小，而且以很快的速度在缩小。那么，中医药会消亡吗？或者会废医存药吗？笔者认为，是不会的。因为，人类生存的环境在改变，人类的精神在改变，人类的生活在改变，决定了疾病谱会改变。无论中医西医，都会发现对人类健康疾病的研究不可穷尽。比如，肾病综合征，古人看到的胖胖肿肿的"大白脸"，而我们看到的，多数是经过西医激素、免疫抑制剂治疗之后的"大红脸"。虽是同一疾病，"态""靶"，都已发生巨大变化，我们不去重新研究，行吗？孩子从小一遇感染，抗生素就大量使用、反复使用，他们的菌群、他们的免疫力、抵抗力、他们的证候、他们的体质，能和古人一样吗？未来，还会有哪些对疾病的干扰治疗，还会有哪些治疗所产生的副作用以及对疾病的影响，都是不可穷尽的研究课题。所以，我们中医，首先是固本，掌握扎实的实战本领，应对变化之格局；其次是"联军"，借他山之石。我们既不要被现代科学、现代医学宏大的阵势吓倒，也不要固步自封，不知外边天地。中医人，一方面要沉寂钻研，打造好自己的"金刚钻"，民族的才是世界的，优势的才是特色的；另一方面，敞开胸怀，迎接新思维、新科学、新技术的八面来风。但总的趋势是好的，有国家史无前例的重视，有同仁们的积极努力，还有前所未有的西医界、科学界，甚至许多顶级科学家的加盟。所以，笔者对中医药的未来充满信心。固守派，可能是继承传统的中流砥柱；革新派，可能为中医药开拓出一片新天地。中医的维新，需要这种碰撞，需要这种包容。望我们各自认定方向，勇往前行！

纵观一个甲子的中医药发展，中医的分科，大大加强了对专病的认识，多学科的渗透也大大加强了中医与现代科学、医学、人文的融合。每一个时代有每一个时代的责任和使命。笔者不同意的是"九斤老太，一代不如一代"的妄自菲薄。中医人没有那么差，大多数人还是努力奋进的。那些动不动就拿日本、韩国的中医说事的，是缺少自信的表现。每个人的经验都是有限的，集大家之力方可形成气候。中医人要打破封闭式自我循环，要少一些"自洽"，多一些"追问"，前途是光明的。

五、中医发展之路——创新

剑道之悟：吾观比剑，有三个层面，曰剑术、剑道、剑气。剑之技巧，术也；剑之圆融，道也；而剑之精神，气也。发展中医，大致也有三个层面，即医药之技术、象器之思维和中华民族之精神。正如拿破仑说：剑总是对精神俯首称臣的。

中医的发展，目前最欠缺的，就是再创造。要认真研究每一个疾病自身的发展规律，抽提出疾病发展的每个阶段的核心病机，也就是病理生理状态，再找到对证之方药。历史上，有《伤寒论》，为什么还会有瘟疫学派、温病学派的产生？实际上，每一种传染病，都有其自身的发生和发展的规律。吴又可所遇到的传染病、叶天士所遇到的传染病，都与仲景的有所不同。所以，需要具体问题具体分析，不可能照抄照搬。

实际上，张仲景为我们做了非常好的表率：知行合一，实事求是。仲景抓住"伤寒"这个病死率极高的传染病，博采众方，对伤寒发展的全过程，总结归纳出六经分阶段辨治规律。使"伤寒"的治疗取得了重大突破。所以说，仲景《伤寒论》是中医最大的创新。《伤寒论》就是古代中医辨病成功最典型的代表。

大的温病学家，无一不是熟谙经典，但在遇到具体疾病时，却可突破常规，甚至是突破传统，找到解决问题的有效途径。近半个世纪以来，中医、中西医结合界，在辨病与辨证论治结合上，做了很多有价值的新探索。但目前看，从中医的角度，抽提出西医诊断的疾病规律，还不够深入，还有很大的发展和拓展的空间。

有些人反对中医分科，笔者认为，在大中医框架下的分科，是推动中医发展的必由之路。

中医为什么要分化？要细化？因为每一个病，都有其自身的发展规律。笼而统之的整体辨证重要不重要？很重要！但对具体疾病规律的分析，更重要。比如糖尿病，我们就是根据其病理生理的发展过程，抽提出郁、热、虚、损四大阶段。然后，把经方打散了，揉碎了，再重新组装。看似都是经方，但实际上，是经方在糖尿病具体运用的再创造。

对于中医分科，有人认为，分化专科会影响中医发展。笔者觉得值得讨论，因为中国近代以前的中医，缺少两个重要的阶段：一个是由个体到群体，一个是由大内科到分科。前者，对于总结疾病治疗的共性规律有利；后者，对于深入研究有利。

即使到了现代，开始注意到群体化研究，开始加强了分科，但由于时间尚短、积累尚少，还远远没有达到研究应有的高度。所以，循证医学的群体化研究和分科，都还要一个相当长的推进过程。只有当达到相当高度之后，再从群体到个体，再从专科到大内科，则又是一个大的飞跃。

但需注意，这里指的是研究，和临床看病是两回事。对于医生个体来讲，必须打好大内科和全科扎实雄厚的基础，再进入专科；对待每一位患者，都要充分考虑到个体化治疗。

六、中医进步的推手——科研

中医的科学研究，是中医学术进步的巨大推手，而借鉴现代科学、现代医学的方法，是搞好中医科研的捷径。关键问题，是要做好顶层设计。这个设计，是把中医的精华，转化为具体的科学问题，再找到能够解决这一科学问题的合适方法。以临床的视角看经典，以科研的头脑做临床。

中医的发展，主要有两条主线：一是按照中医思维，创新中医理论，引领中医实践。这一点，中医发展的历史已经无数次证明，至今仍然有效。二是基于现代科学和现代医学的中医科研。在这方面，与其强调"中医思维"，不若强调"中医命题"，如命门、脾、郁火、伏邪等。选择这些重要命题，运用现代科学思维、现代科研方法，揭示中医命题的科学内涵，这是推动中医进步，乃至推动整个医学进步的重要方面。

按照中医原创性思维有可能开辟新的治疗途径，这是因为中医的很多治法，其实是自然现象的抽提，上升到了哲学高度。但是既然是自然现象，既然有效，就一定有科学内涵。只要找到了恰当的科学研究的方法、手段，就有可能揭示其治病原理，既为现代科学所认同，又走出与现代医学不同的路。笔者特别喜欢和不同学术背景的学者讨论，是因为可以看到另外的世界。每个人的"可见光"，都是有限的，甚至是狭窄的。借别人之学力，拓展自己之视野，岂非幸事！即使意见完全不同，也要善于倾听。尊重学术，尊重学人。

笔者历来提倡，在中医药研究上，应强调九大原则，即：需求性、有效性、首创性、前瞻性、主流性、互补性、开放性、交叉性、探索性。

临床科研的选题，一定是病有所悟，方有所效，再确定为课题。研究的成果，一定是能够提高疗效，再经过凝练，而形成成果，上升为理论。再经过反复验证，而后推广。否则，课题越做越大，泡沫也就越来越大。数十年回首，于医学发展无补，于自己皓首穷经而已，误人误己误学生。

需求是最大的研究和推广的动力。如果你能解决某种西医解决不了的疑难病。你觉得他们会不会主动来找你？如果你没有，那研究再多、再量化、再评价，发表论文的级别再高，也只是别人了解了解，自我欣赏欣赏。疗效的突破，无论如何都是前提。当然，多维度、多层面、多学科研究中医、发展中医，那是另外一个问题。

七、中医的生命力——乡村

中医的生命力在于乡村。乡医，是中医发展的汩汩甘泉，源头活水。因为他们活跃在中华大地，生活在本草中。城市里的医生，脸谱长得太像，尤其是三甲医院，缺少很多古朴的元素。农村的乡医，有许多在大病、急病的诊治上，身经百战，非城市医生所能比拟。他们的临床水平，在许多方面远远超过三甲医院的以部分西药为主加点中药作陪衬的中医。我们不仅仅要培训乡医，更要看到农村是城市中医师最好的临床培训基地，是一片沃土。是故越是大医，越是质朴；越是效方，越是专病。这些元素，上哪里补？乡村、基层、民间。

鲜活、纯净的病例，创新的思维和突破常规的治法，往往源自乡医。他们的宝贵经验，常常是中医科研最好的命题，常常是名医、大医最丰富的营养。我们应该给乡医充分的肯定和充分的尊重。

第十三章

论从医

一、论读医书

《黄帝内经》，是中医理论的基石，不读则"头重脚轻根底浅"；《伤寒论》是治病的实战本领，不学则"嘴尖皮厚腹中空"。

学中医，要地道、道地。把基本功打扎实，参透一两本书，不要花拳绣腿。《内经》通则医理通，经方熟则医技熟。《内经》是中医"道"的集大成，理尽在其中；《伤寒杂病论》是方之经典，法尽在其中。参透此两本书，功夫自然深厚。

真善读书，不善临证者，鲜矣；倘若学富五车而临证拙拙，恐其为真不善读书者也。

读书在精而不在多，在思而不在吞，在反而不在从。

读书要先看作者的背景。"真枪实战"打出来的、几辈子家传的作者，要好好琢磨其方子和治病套路，读一本是一本；花拳绣腿的儒医之书，最多闲来翻翻丰富与医学相关的知识而已，千万别把那些方子当多大回事；名气很大的作者，未见得会看病，但不会看病的"名医"，肯定是浪得虚名。

读名家医案，分早年晚年作品。早年观其胆识，晚年看其老辣。

笔者一直倡导读原文、原案，原汁原味，自我玩味，会心一笑，所得者真。注疏释译者，多参己意，常离原旨。

凡在临床上能卓然独立的各家学说，往往都有"补前人之未备""察常人之未察"。启迪智慧，提高疗效，功不可没。然而，往往由于要"卓然独立""个性鲜明"，就难免会以偏概全，甚至有时会出现"话不惊人语不休"之偏激。而临床实际，临床越久，往往处方越是不单一，鲜有纯补、纯泻、纯阴、纯阳。因为虚实相兼、寒热错杂，阴损及阳，阳损及阴者比比皆是，很难纯而又纯，于中年以上，尤其是老年之病人，所费思量更多。有人称笔者为"仝黄连"，这个笔者不反对。因为没有恶意，只是突出强调了笔者善用苦寒降糖而已。但是，你如果只学了"仝黄连"，不知其背后有"仝干姜"做保障，更不知道，高血糖时"仝黄连"汤药迅速降糖后，紧接着就是丸散膏丹长期服用，那你"苦寒伤胃"就跑不掉了。你没看懂"仝黄连"，更没学会"仝黄连"，于是乎就可能攻击"仝黄连"。笔者举此例是说，我们看各家学说，一定要多思考"独树一帜"背后的东西，那些"细活"，那些"缜密"，往往被后人淹没了，或者没有真看懂。笔者常和学生们讲，读书，要善于读书背后的东西。看他"独树一帜"背后的"配套"，看他处理病例中的"细活"，甚至他的失败和苦恼。因为失败和苦恼，就是我们努力的目标。

真传，不啻方法，还有绝招；真学，切己第一，读书第二。朱子言，切己第一，读书第二。何也？但切己眼界不阔，但读书咀嚼之食。

二、论传承

茫茫天地，孰为吾师？虚怀以待，无处不师。

传承，在神似，而不在形似。形似者，辨证选方用量与老师类同，此继承之下工，所谓"似我者死"也。倘若不记一方一药，而能举一反三，触类旁通者，此继承之上工。若能夯实传统文化，拓宽现代科技，则是"学我者活"，青出于蓝而胜于蓝也。"神似"，缘自"精足""气盛"。

教不在仙术，而在境界；学不在方药，而在思辨。如是，方能青出于蓝而胜于蓝也。

临方形似非高级，神似拎纲会抽提。跟师不在一方药，明理一片新天地。

有人谈到，一些民间高手，弟子甚众，难继绝学。笔者倒是另有看法。该传的想传的，自然会传。不该传的不想传的，不必刻意去传，传亦无功。宫二有句名言："武学千年，烟消云散的事儿，我们见的还少吗，凭什么宫家的就不能绝。叶先生，武艺再高高不过天，资质再厚厚不过地。人生无常，没有什么可惜的。"此真理也！有诗评曰：① 自古郎中在民间，师承一脉或家传。江山代有才人出，独步医林是开山！② 高手岂止在民间，科班支起大半天。欲传何必去抢救，不传偷艺亦枉然。③ 高手何必问出身，科班民间岂能分？开悟在己不在师，高师只是领对门。

许多疑难病症，你可以从技术层面探究。但许多疑难患者，你必须从格局上把控。这就是医生为什么要有大格局的理由。笔者的老师们，都是毫不保留地传授。因为当你有一桶水时，你不会吝啬一杯水；而当你只有一杯水时，你会很在意半杯水。

要调控患者的心理障碍，就要有高于他的格局。对于如何传授经典，笔者认为经典条文是给学生展示一个场景，若不把方剂的核心病机讲清楚，只是让学生按照条文去看病，那只有靠学生的悟性了。伤寒条文里的证候，现代能对上的有多少？这正是学生们学习困惑的根本原因。经文背得烂熟，临床按图索骥又索不到，痛苦万分！若学经方思路则全盘皆活。若学经方条文看病，就要痛苦摸索数十年，或许才能达到"纯熟"。这正是中医成才为什么那么久、那么难的关键所在。所以，笔者认为，把经典里真正有效的方剂，放到方剂学里去讲。而经典方原著的讲座（包括温病），只做开阔学生的思路，启迪学生思维的高级讲座。启发他们，当你遇到了大疫或新发疾病时，你应该怎么活用经典方剂？这样去讲经典，就满盘皆活了。为什么讲《伤寒论》，学生像听天书一样？就是现代临床很少能见到"伤寒病"里描述的这些证候。因为基本病因的"伤寒病"变了，基本诱因"误治、过治、延治"等变了，证候则更难按图索骥了。只有把经方的核心病机抽提出来，甚至把经方再回归到最原始来源的方剂（比如《汤液经法》），才能真正理解这些方剂的核心病机。讲原本（核心病机），则一通百通，讲《伤寒论》的条文，则只能学习张仲景如何成功地应用古方来治疗"伤寒病"的思路。

笔者经常从青年学俊的高智商里，自愧笔者年轻时的笨拙；经常从青年学俊的高效率、高质量里，自愧笔者能力的不足。笔者总是对下一代的中医，充满了信心。他们，是未来中医的脊梁。对于那些"九斤老太，一代不如一代"的悲观态度，那些对年轻中医知识结构的横加指责，那些不是以古为鉴，而是以古为尊的倾向，都是不客观，甚至可以说是不正确的。时代在发展中延续，中医在进步中传承。这是不争的事实。

三、论学医

一个好的医生，一定是具有系统论的思维、辨证的哲学思想、全科的广博知识以及训练有素的专业科学研究背景。

中国文化、哲学、艺术及现代的科学技术，就是中医的雨露、阳光。树，楞其皮，纵其沟，则雨露存焉；伸其枝，宽其叶，则光合作焉。故人欲进步，必松其姿态，敞其胸怀。

学识要渊博，用心要专一。学忌障眼，开阔不留盲域；思贵专一，沉潜方知底触。

医者大业关乎命，临证思辨在于精。潜心琢磨真悟道，守得云开见月明。

容古典艺术之扎实功底、现代艺术之开放心态和后现代艺术之关注当下于一体，就能做好每一件事情。在中医，则是强调传统经典之全面继承，现代流派之博采精华和后现代求是之攻克疑难。

熟读王叔和，不如临证多。临证不开悟，皓首尽蹉跎。

悟道中医：晨钟初叩三界白，心底莲花已盛开。忽闻书中本草香，早知堂前道医来（凡古之大医，儒释道兼通。故为医者，当以儒修行，以释修心，以道修身，以医修德，以易修变通）。

悟性来源于勤奋，很有道理，但不全面，悟性和思维类型有很大关系。所以笔者认为，要学好中医，"象思维"类型很重要。首先是形象，然后是比象，最后是抽象。学中医，要注意观察自然、生活。为什么笔者说要时刻琢磨中医？因为很多的治病道理，就在自然界的规律之中，琢磨透了，治法就出来了。

学医三境界：满眼高楼，登堂尚未入室，看书尽信书也；龙飞凤舞，以为天下病无不能治，初生牛犊不怕虎也；返璞归真，知可治与不可治，进退宽裕，信己难信书也。

书中得来终觉浅，切己之后理方真。凡书中所载，或别人经验，必经亲验，方可示人。

制定临床指南的目的，应该是规范医生的治疗行为。可以作为参照，而不宜成为标准，更不应视为法律。否则，指南就会成为取得最佳疗效的绊脚石。

在学医过程中，看自己的学生或晚辈，千万不要俯视，至少需要平视，有时甚至需要仰视。有时候学生的智力、能力，远在和其同龄时候的老师。因此学生亦可当作老师，从学生那里亦能学到许多知识、经验来不断充实自己、丰富自己。

四、论医魂、医德、医道和医术

一个好的医生，应当具备医魂、医德、医道和医术。医魂，是做医生的职业之魂，即自强不息、坚韧不拔、攻克难关的胆识和气魄；是消除苍生病痛之担当；是维护人类健康之宏愿。所以，当危难之时，需要医生挺身而出，甚至牺牲生命时，你不会犹豫。医德，是做医生的菩萨心，是恪守医家良知的操守。医道，是达成治疗目标之智慧。医术，是实现治疗目的之技术。医魂，是流淌在医生血脉中的激情、勇气和力量，对医生一生的成就，至关重要。

以佛家之普度众生为医魂，以儒家之人文关怀为医德，以周易之哲学思辨为医道，以道家之精益求精为医术。如是，可为上医。

（一）医魂、医德

作为医生，如果说医德为品，医道为智，医术为技，那么医魂，就是救死扶伤的精神。它集探索、献身、担当于一体，源自大爱、大善和大慈悲。作为中医，除了追求卓越的疗效而外，一定具有浓郁的本土、传统、文化的气息和强烈的民族情感，这才是中医之魂最完美的体现。民族的就是世界的。

如果把中医当成事业，而不仅仅是职业的话，就需要时刻都在思考。笔者时常在想，一个人如果仅仅把所从事的工作，当成养家糊口的饭碗，是一件很难接受的事情。笔者觉得自己的学生，第一目标都应该是一个好医生。笔者觉得做医生，是一个很刺激的职业，因为每日都会遇到挑战。

良知修合积德善，天知地鉴鬼神钦。

以医为生活计则学问窄，以医为菩萨计则道路宽。

痴迷于事业者，未必一定成功；但成功者，一定是痴迷于事业。

医生这个特殊的职业，最要紧的是职业操守。品自梅香风在骨，心即菩萨善在行。行善积德，不求回报，此德之大者也。救死扶伤，不思索取，此医之大者也。心地善良是为医之本，普度众生是为医之愿，救死扶伤是为医之任，传医之术是为医之德。

理合规律，法从人意，而情在法外。重情则偏理，重理则寡情。两难之事，中庸以求其共。医生之职，于老弱病残，尤必尽心，此与大自然之优胜劣汰之理似有相谬乎？然重情大于重理也。

笔者偶翻出旧书，看到国医大师裘沛然先生的题诗，倍感亲切。回想裘老一生，教书育人，甘当人梯，医文并茂，德艺双馨，为中医学留下了一笔宝贵的财富，永远值得吾辈学习。特写小诗一首，以作纪念。藕泥：都说莲子清如许，雨荷花开更美丽。倘若清美需浊养，我愿深藏做藕泥。

感恩，应该成为每一位医生的信仰和习惯。一要感恩先贤，为我们留下了宝贵的医学理论和经验；二要感恩患者，为我们提供了研究对象和提高的机会；三要感恩大自然，为我们提供了丰富的医药资源；四要感恩生命，那些为拯救人类健康而付出生命代价的动物、植物。

（二）医道、医术

以术看中医则板，以道看中医则活。以民族情怀看中医则格局小，以人类情怀看中医则格局大。

医道至深，大道至简，登堂入室，执简驭繁。繁以简出，深以浅释，大以小入，长以短起，诚乃名家之大者，方能为也。真有学问，删繁就简；真少学问，以简演繁。

一个好的医生，要有定力。定力，来自素质、经验和自信。

尽职尽责、更新知识，追求完美，实现卓越。像做艺术品一样，完成每一次诊疗。在不断精进的过程中，成长为思维敏捷、知识渊博、有奉献精神、有担当、有作为的医生。这种平凡而伟大近乎完美的人生，夫复何求。中国历史上之所以没有发展成哲科系统，就是缺少终极追问。做学问总是停留在思想、概念，点到为止。

尊重生命，是一个医生最重要的素质；专注疑难，是一个医生技术精进的推手；知行合一，是一个医生事业成功的保障。

杂乱无章非学问，一以贯之乃成纲。知行不一空空论，百无一用害无疆。启悟开智为师事，授之以渔变无穷。宗师一门承绝技，学无常师乃大师。好诗功夫在诗外，大道至简天地才。纷乱之中有主线，一拎病形全出来。倘若一病几十证，徒弟不晕那才怪。

退与心谋思已过，进与病谋量浅深。如履薄冰慎进退，出奇制胜打七寸（七寸：致蛇以死的要害部位）。

形而下精，形而上瞻；形神一体，时空全观。

专业太关注，为己锁门户。真经在诗外，触类则旁补。

扬弃是前进途中的轻装，而不是背叛。陈腐不肯摒弃，淤泥缠身；璞玉无力提炼，输在根基。

良知和睿智，永远是做医生最基本的素质和最高的追求。睿智何来？洞察疾病的医道、高超的医术以及社会的阅历和经历。

医乃大道，非颖慧者何以登堂；医乃仁术，非大爱者难执牛耳。

在疑难病的治疗上，不同思想、不同风格的医生，差异非常之大，这是决定成为普通医生和大医生的关键。普通医生，偶尔去探索，常常不怀疑，总是遵指南。而大医生则是偶尔用指南，常常去怀疑，总是去探索。

对于医患沟通，医生应该让患者信任自己，让患者参与治疗。这的确需要沟通的技巧，但前提是有效。作业术，是我们医生所不齿的。但沟通技巧，的确是需要每一个医生都掌握的。对患者掌控能力的强弱，是医生强大与否的具体体现。这种强大，是医魂、医道、医德、医术的综合实力。我们医生要努力在这些方面，去增加自己的修为，而不是靠"作业术"。只有深深地扎根于中国文化、哲学、艺术的土壤之中，才能在中医的医德、医道、医术、医技上长足进步。

五、医相

医有六相：金刚相，杀伐决断，专克疑难；菩萨相，慈悲为怀，无问妍媸；中庸相，温和平实，慢工细活；偏执相，以偏概全，封闭自己；市侩相，以医谋财，嫌贫爱富；江湖相，玄虚神秘，云山雾罩。医相不同，聚患有别。医相，源于品性、性格、格局，可以有混合相。随年龄、环境变化，相亦有变。

大医必有担当，医闹不可不防。自我不能保护，何谈救死扶伤！古有六个不治，今有六道设防。一是值得出手，病当生者起航。二是无药替代，不得不用之量。三是敬畏之心，强烈求生欲望。四是毒副清晰，提前增设预防。五是一日数服，中病即减（或止）前方。六是铲除萌芽，千金只需四两。

做一个高明的医生，要始终把医疗之风险，放在重要的位置考虑。在疗效最大化和风险最小化之间，权衡利弊，趋利避害。

"两弊相衡取其轻，两利相权取其重"。这既是对患者负责，也是对自己负责。防范医疗纠纷，医者要练就：大医魂，菩萨心，扁鹊手，关公势，豺狼眼，时迁腿，太极功。

六、中医四求

枕典籍而求源头，研经方而求实战，探靶药而求精准，筑融合而求一统。

七、中医四为

为国粹而继绝学，为生命而发宏愿，为传道而解私囊，为民族而种福田。